ケアの原形論（新装版）

金井一薫 著

現代社白鳳選書 18

『新装版』の発刊に寄せて

「ケアの原形論」というテーマで論文を書きはじめたのは、およそ10年前のことである。介護福祉士が誕生し、看護と介護の世界では、その相違点を探すことに躍起になっていた時期であった。

諸学問において「原論」や「原理」という言葉はよく使われるし、日常語としては「原型」という漢字はよく見かけるが、「原形」「原形論」という表現は珍しいと思う。「原形」は「変形」と対置させてみる思考であり、ある物事の始まりにおいて志向された内容やものの見方をさすと知ったとき、この思考で「看護」や「介護」を見つめてみたら、いったい何が言えるのかという関心を抱いた。ケアという実践に宿る「原形」思考を明らかにすることで、見えてくるものが必ずあるはずだと思ったのである。

こうして第1版の『ケアの原形論』が出来上がり、以来これまで6年という歳月の移ろいのなかで、その役割をよく果たしてくれたと思っている。

そしてこの6年間、筆者は「ケアの原形論」の発想をもとにして、新たに独自の視点を持つ「KOMI理論」を構築してきた。KOMI理論は、ナイチンゲールの思想を基盤に構築された看護・介護のための原理論であり、21世紀のケアワークを導いていく〝ものの見方〟を提示している。

このKOMI理論はすでに本年四月に1冊本として上梓されたが、『KOMI理論』執筆の過程で、『ケアの原形論』の内容と一部重複するところが出てきてしまった。そのため筆者のうちに、『ケアの原形論』そのものを再度見直し、重複部分を整理し、自らの思想体系を2冊の著作のなかに完全に収めようと意図する思考が生まれた。

結果として、新装版『ケアの原形論』と『KOMI理論』とは〝姉妹編〟になった。今後、筆者のケアの思想をご理解いただくためには、まずは新装版『ケアの原形論』をひもとき、その思考をもって『KOMI理論』をお読みいただきたい。そうすることで、歴史的視点が明確になり、看護とは何か、介護とは何かというテーマへの答えが見つかるであろう。さらには看護職と介護職の連携と統合の姿がくっきりとイメージでき、両職種を育てる教育のあり方や管理のあり方までが、見えてくるはずである。

平成一六年・看護の日に　　金井一薫

まえがき

本著の使命は「ケアの原形」を明らかにすることである。

「原形論」は、物事の本質や元の姿、また事の始まりにおいて志向した内容や方向性を明らかにしていくときに有効となるものである。「原形」と対置した言葉が「変形」であるが、変形とは、つまりある物事が時代や国や文化によって、さまざまに元の形を変えて現象することを意味する。

したがって「ケアの原形論」は、現代という時代にあって、わが国でさまざまに現象している看護や福祉の姿から、今後のあり方やその展望を思考するとき、立ち戻るべき思考のよりどころを教え、かつ本質を見失うことなくあるべき姿を描けるように導く道標のような役割を持つ。

「原形」が事の始まりにおいて志向した「思考」を明らかにするものである以上、「原形論」はその国の政治や制度や政策などについては言及しない。それらこそまさに「変形」することに多大な影響を与える重要な要因になりうるものだからである。要するに「原形論」は、時代や国や政治や文化などに影響されない〝原点〟や〝核〟になる思考そのものである。制度や政策のあり方は、むしろ「原形論」に支えられて、時代や国や経済的状況などに鑑みて検討されなければならない課題であろう。「原形論」を保持することの強みは、この点にあると思われる。「ケア」という世界にそうした「原形」思考を求めていくことの必要性は、変形が繰り返されてきた結果の、今という時代だからこそ求められているのではないだろうか。

このおそらく世界でも初めての試みが成功するかどうか、それは「原形」思考を、いつの時代の誰の思考をもとに抽出していくかにかかっているであろう。筆者はそれを19世紀のイギリスに生きた〝ケアの天才〟フロレンス・ナイチンゲール（一八二〇～一九一〇）の思考に賭けてみることにした。この試みは、筆者の30数年に及ぶナイチンゲール思想研究の成果をもとにしており、これまでの地道な研究の歩みがなければ、決して表現できなかったものである。

わが国では保健・医療・福祉の連携と統合の時代を形成しはじめたが、ケアという領域の「原形」思考を明確に抽出することの意味と価値は、決して小さくはないだろう。原形思考をもとにして、日本の風土や民俗に適したケアシステムを構築していく責任が、今の時代に生きて、両領域で仕事をしているすべての人々に求められているからである。

本著が21世紀に形成される看護と福祉の世界に、いくばくかのお役に立てば幸いである。

目次

目　次

『新装版』の発刊に寄せて　3
まえがき　5
序　章　11
第1節　「ケアの原形論」の骨子　11
第2節　「看護」と「介護」と「ケア」　18
第1章　看護的ケアと福祉的ケアを促した英国の土壌　27
第1節　救貧法制定下における貧民の区分とその処遇形態（ケアシステム）　27
第2節　イギリスの大都市における貧民階層の生活実態を見る　36
第3節　救貧院（ワークハウス）での生活実態　47
第2章　近代ケア論の出発点――〝対象論〟と〝援助論〟の方向軸　63
第1節　ケアの原形論のスタート地点　63
第2節　貧民概念の〝近代的変換〟への一過程とその内容　78
第3節　看護的ケアと福祉的ケアに共通する〝ケアの目的論〟の形成　100

目　次

第3章　ケアの組織論の原形――ケア部門の独立と組織のあり方 ……… 114
第1節　ケアワーク創設期における組織論の原形　115
第2節　在宅ケアシステムの原形と展開過程　139
第4章　わが国の看護の流れと介護の生成過程 ……… 161
第1節　わが国の看護実践の特徴とその課題　161
第2節　介護実践の生成過程と介護福祉士の誕生　170
第5章　看護の本質と介護の本質――〝ケアの原形論〟を今日に活かす ……… 184
第1節　三段重箱の発想と実践の構造　185
第2節　ケアの原形思考を実践に活かす　195
第3節　看護と介護、各々の独自性について　209
おわりに ……… 233
付録　救貧覚え書（F・ナイチンゲール著、金井一薫訳）　237

序　章

第1節　「ケアの原形論」の骨子

ある時代から、人類は〝ケア〟という機能が持つある側面を社会化し、その機能を1つの専門職業人によって担っていくという歴史を生み出してきた。この場合の〝ケア〟は、誰もが簡単に行える行為ではない。その行為の底に、その行為を裏づける論理を求め、その論理にしたがって技術を磨き、それが誰に対しても有効な援助行為になるように体系化してきているからである。

専門職によって担われてきた〝ケア〟は、今日では医療の世界に「看護」という名で存在し、かつまた社会福祉の世界には「介護」「処遇」「療育」「保育」「養護」「家事援助」

等という名で存在している。それは、対象特性に合わせる形で社会が生み出してきた〝ケア〟の形態、性格を示しているように思われる。それらは総称として看護的ケアとも福祉的ケアとも呼んで差し支えないものである。

筆者は、〝ケア〟という行為を、まずはこの2つの領域を包括したものと規定して、両者に共通する本質をとらえようとした。そしてその本質を見極めていく際に、2つの領域が社会的に重なり合い、混在していた時代にまでさかのぼって考察すれば、そこに共通の何かが見えてくるに違いないと考えた。そして、その共通項を19世紀半ばのイギリスという国の土壌のなかに見いだそうとしたのである。

当時、両者の共通項は、援助の対象者を主に貧民に置いていることにあった。したがって、本著では貧民が置かれた社会的状況から説き起こしていくことにした。

長い間イギリスにおける貧民へのケアは、院内救済と院外救済とに区分され、それは一六〇一年のエリザベス救貧法から始まる長い統治の歴史を持っている。救貧法制度下における貧民は、貧民であるがゆえにまともな人間として認めてもらえず、院内、院外の処遇は劣悪で、生活史上最悪な状態を呈していた。しかも貧民はすべて「貧民」であるという点でくくられており、そのなかには一人の力では生きていくことのできない病人も老人も心身障害者も子どもも含まれていた。

したがって、近代の改革で必要なのは、まず、貧民を一人の尊重すべき人間として見ていくという新しい人間観を確立することにあった。それは人間観の近代化を意味する事柄である。さらに、ケアの対象をその対象特性に合わせて区分し、それぞれを分離収容して適切なケアを施《ほどこ》し、それがための組織を法的に制度化するという思考が求められていた。

こうした社会が持つ深刻なテーマに接近した人物を挙げれば、当時の歴史上に何人かは浮かび上がってくるが、筆者は近代ケア論の創始者の一人として位置づけられるナイチンゲールの思想とその業績を分析することを通して、上記のテーマが具体的に、どのように解決されていったのかを、史的に追いかけてみることにした。ナイチンゲールの業績分析は、これまで看護界において、看護的なテーマに限って行われてきた歴史は長いが、今回初めてナイチンゲールがいかに福祉的テーマに接近していたかを明らかにすることになった。

結果は筆者自身も驚くべきものがあった。彼女は当時の社会的状況を実に克明に知り尽くしており、そこに潜《ひそ》む貧民の問題の、何が核心に当たるのかを見抜いていた。そのうえで改革案を提示し、政策を策定し、政府の要人を動かして、確実に体制を変換させることに寄与していたのである。それを「看護の改革」として単純に片づけることは不可能である。まさにナイチンゲールの提案と働きは、ソーシャルアクション、しかも見事な福祉行政の改革なのであった。

つまりナイチンゲールは、貧民を身体健全な貧民と、心身への看護が必要な働く力のない貧民とに分け、それぞれに適切なケアを提供していくことの重要性を強調して、そのための法改正（首都救貧法制定）を促《うなが》し、実践可能なケアシステムを作り上げて、その後のイギリスにおける国民保健サービスの基本を形づくったととらえることが可能である。

そして、筆者はここが看護と福祉の分岐点に相当すると考えている。と同時に「ケアの原形論」はここからスタートするととらえているのである。要するに、専門的ケアのありようを検討していくに際しては、いつでも初めにその〝対象者〟を見極めるところから出発しなければならない。つまりイギリスにおける近代ケア論は、ナイチンゲールによって、ケアの対象者が分別されていくところからスタートしたと見ることができる。

看護界のみならず、これほど福祉界に寄与したナイチンゲールの業績が今日までまったく認知されてこなかったのは、それなりの理由があるのであろうが、〝ケア〟という視点からイギリス社会の変革の歴史をたどっていけば、無視できない人物として、今後の社会事業史上に彼女はその名を留めることであろう。

さて、そのナイチンゲールは、その著『看護覚え書』（一八六〇年）のなかで、「私はほかに良い言葉がないので看護という言葉を使う(1)」と言って、自らが考え、措定した病人に向けたケアのあり方を、「看護」（Nursing）という言葉に託したのであった。以来、ナーシングという単語には特定の意味が付与され、その行為を行う者を「看護師」[2]と名づけて、社会のなかで独立した専門職として育てていったのである。看護師たちの活動は主に、施設内外における〝病者へのケア〟に向けられていった。教育体制が強固に布《し》かれたという経緯もあって、看護職が社会的に専門化していくのは、福祉職の専門化に比べてかなり早かったと言えるだろう。

一方で、福祉的ケアを考察してみると、当初は主に生活困窮《こんきゅう》者《しゃ》がケアの対象者であった。身体が健全であっても職がない人、働く意欲がない人、働く手段が見つけられない人、反社会的行為を犯してしまって直ちに日常の生活に戻れない人、身寄りがなく生活できない人、育てる親がいない子どもたちなどに対して、福祉的ケアは有効に機能したはずである。そのなかで病気になった人に対しては、その人が医療給付を受けられる対象であるかどうかを査定していく役割を福祉業務はその内に持っていたのである。

しかし、時代の変遷《へんせん》のなかで、福祉の領域が取り込んだケアは多岐《たき》にわたることになった。要するに、ケアの社会化はさまざまな分野で進んだのである。たとえば、子育てにかかわる保育ケアの社会化、種々の障害を持つ人々への生活ケアの社会化、さらには今日見られるように、家庭にあっても家族のケアを受けられない高齢者に向けてなされる介護的ケアの社会化など、そうした多くの機能が社会化されるなかで、それら新しいケアのほとんどを福祉的ケアとして、福祉領域は取り込んできたのであった。したがって、〝ケア〟という概念は、看護界にも福祉界にも等しく存在するようになった。それはまさに対象特性に合わせたケアの仕組みが出来上がっていったことを裏づけるものである。

さて、本著ではナイチンゲールの時代にまでさかのぼり、心身になんらかの欠損《けっそん》や疾病《しっぺい》や障害を持っているために、自立した生活が営めない人々に向けて行われるケアを看護的ケアと称し、これと対比させて、身体はほとんど健全であるが、社会的自立が果たせない人々に対して向けられるケアを総称して、福祉的ケアと称することにした。さらに本著では、看護的ケアと福祉的ケアの両者のケアは、その生成過程において、ある時期までは同根の時代があり、その理念においては本質的には同じものを共有しているのではないかとの仮説のもとに、論理展開する。そしてその共通の理念を「ケアの原形論」と名づけ、その内容について考察するものである。

では、〝ケアの原形論〟の中核になるものは何か。

それは、「看護的ケアに取り組む人も、また福祉的ケアに取り組む人も、ともに人間の生命のあり方（法則）をよく知って、一人ひとりの人間の生命力の幅がより広がるように、また自分の内に宿る生命の力（持てる力）を十分に活かして生きていけるように、さらには病いを持つ人に対しては、その回復を妨げないように、その人の生活過程のあり方（質）に眼を向けて、その生活過程を健康的に整えていくことである」。

この内容こそ、ケアの中心概念であり、目的論なのである。

そのためには、対象特性を見極め、対象のニーズに合わせて援助の方法を編み出していかなければならない。方法は当然さまざまに変化するが、ケアがめざす方向軸は一定である。つまり、看護的ケアも福祉的ケアもめざす方向や目的は同一なのである。

さらに今日のわが国にあっては、この看護的ケアと福祉的ケアとを合わせ持つ〝介護〟という機能がクローズアップされてきているが、看護も介護も援助の本質は同じであり、対象特性に合わせて、それぞれがアプローチを変えていけばよいと考えられる。

問題は、このケアが示す本来の目的を頭に入れて、ケアの社会化をめざすべく実践者を教育することである。そして、ケア提供者が社会のなかで独立した活動ができるように、社会がそれを保護し、育てるシステム（制度）を創設することである。それぞれの仕事（ケアワーク）は、相互に重なり合いながらも、各々は独立した専門分野を持っており、ケアの提供の仕方に関しては、相互に学び合い、協働し合って1つの実践を完結していく姿が求められている。これが、筆者がナイチンゲールの著作から導き出した「ケアの原形論」の概要である。

第2節 「看護」と「介護」と「ケア」

一九八七年に介護福祉士が国家資格化されたとき、看護者の多くは、自らの専門領域だと考えていた〝ケア〟、つまり生活援助行為が他職種によって担われるという事態に、戸惑い、焦《あせ》り、やりきれなさを隠さなかった。その時点から「看護と介護はどう違うのか」という、これまでの看護の歴史上では一度も話題に上らなかった問題が設定され、さまざまな論議が繰り広げられてきたのである。

しかし15年が経過した現在でも、このテーマは看護界では依然として曖昧《あいまい》なままで、看護の柱は明確に定まってはいない。ところが、一般国民の間では、介護の機能や役割や働きについては実によく理解されているように見える。つまり「介護」は人間の自立を助ける生活援助行為であるということを……。そして看護に関して抱いている国民のイメージといえば、「看護」は医療にかかわる治療処置行為そのものなのである。それが証拠に、新聞などマスコミでは、以前には「看護」という言葉で表現していた生活援助行為を、新しい日本語の「介護」という言葉に置き換えて使用しているのが現状である。このままでは、「看護」という言葉は「診療の補助業務」あるいは「高度医療技術職」と同意語としてしか使用されなくなるのではないかと懸念《けねん》されるところまで来ている。特に「介護保険」という表現は見事にこの時代性を反映している。「看護保険」とは決して言わないし、言えないのである。

したがって看護と介護の問題は、どちらかと言えば、看護者側にとって深刻である。この問題提起を受けて、現代の看護職はあらためて「看護とは何か」を明確に打ち出し、看護の独自性を今一度国民の前に実践の形として示していかなければならないことを意味しているからである。つまり、看護と介護の違いを解くには、まず何よりも歴史的には先輩格である看護者自身が、そのよって立つ「看護とは何か」を臨床の場で詳《つまび》らかにしなければならないのである。

しかしながら、介護の側から見ても、介護実践が施設と在宅において進展すればするほど、医療行為の一部をも担わざるをえない状況になってきており、看護実践と重複する点が出てきて、ますます両者の行為の境目が曖昧になっているのが実態である。今後、この両者がどこまで統合と連携《れんけい》を図っていくのかという問題は、日本のケアワークのあり方を決定する重要なテーマである。

さて、ナイチンゲールは看護実践の本来のありようを、近代看護創設期には明らかに描き出していたのである。その視点に立てば、今日成長しつつある「介護」は、まさに本来の看護と同質のものであると理解できるのである。つまり現代の日本の看護が見失った実践内容を、介護者たちが見事に拾い、そして研究・発展させていると言っても過言ではない。まして〝ケア〟という単語は、今「介護」と訳されて、そのケアを担う介護実践者たちは、本来の生活援助行為を担う職種へと成長しているのである。このところをよく理解していないと、「看護」と「介護」の相違点のみを明らかにしようとする試みは、必ず行き詰まりを見せるはずである。むしろ発想を逆転させて、「看護」と「介護」の共通項を探る試みをすべきである。そのなかから本当のケアワークのあり方が見えてくるはずだからである。

ところで、看護と介護をつないでいるのは、実は〝ケア〟という単語である。もちろん、〝ケア〟という言葉は、日常生活のなかでかなり一般的に使われている単語ではある。誰でも気軽に使っているし、また誰でもそれを気楽に行為化しているのである。スキンケア、セルフケア、ヘルスケア、ハウスケアなどという単語は、こうした現象の１つである。

しかし一方、〝ケア〟は看護師たちの領域に属する言葉でもあり、看護師が行うケアを「看護ケア」とか「看護的ケア」と呼ぶ。また、医師もケアを行う。医師が行えば、それは「医学的ケア」となる。さらに社会福祉職が行えば、そのケアは「福祉ケア」や「福祉的ケア」になるのである。このように〝ケア〟という行為は、さまざまな領域の人々によってなされ、使用されており、1つの職種だけが独占できる単語ではない。

このことから言えることは何だろう。それは、〝ケア〟は看護師の独占業務でもなければ、介護職の独占領域でもない、ということである。では、看護や介護を提供する人々にとっての〝ケア〟とは、いったいどういうことを意味するのだろうか。

この意味を教えてくれる1冊の書物がある。それはF・ナイチンゲールの著作『看護覚え書』（現代社）である。

筆者は、かつて『看護覚え書』の原文（『原文・看護覚え書』現代社刊）のなかに、〝care〟という単語を探し出す作業をしたことがある。そして『原文・看護覚え書』1冊のなかに、39個の単語を見つけ出した。その次にこの39個の単語を含む39のパラグラフを抜き取り、それぞれ日本語訳の文章と照らし合わせるという作業を行なった。

ここで大変面白い発見をしたのである。次の表を参照してほしい。これは『原文・看護覚え書』のなかに見られるいくつかの代表的な〝care〟という単語を含む英文の語句と、その日本語に当たる訳語を単純に並べただけのものであるが、ここからいろいろわかることがある。

- with proper **care**（気くばり、配慮）
- with the greatest **care**（細心の注意）
- All these things require common sense and **care**
  （これらのことの総ては、常識と気づかいとを必要とする）
- be **cared** for（世話をする）
- the most cruel absence of **care**（最も残酷な配慮の欠如）
- hung with their **cares**（心配事が掲げられている）
- by **care**（配慮による）
- want of **care**（配慮の欠落）
- take **care**（注意する）
- utmost **care**（細心の注意）
- very nice **care**（細心の注意）

・more **care**（いっそうの配慮）
・same **care**（同様の世話）
・take **care**（気をつける）

さて、この表が示している事柄からわかることは何だろうか。

それは、〝ケア〟という単語は、それが名詞でも動詞でも同様であるが、本来、「世話」「配慮」「気遣《づか》い」「気配り」「注意」という意味を持っているということである。ナイチンゲールは、本来の看護のありようを考え、人類史上初めて〝Nurse〟〝Nursing〟という言葉に、当時の通念とは異なる内容の意味づけをしたのであるが、彼女は決して「ケア＝看護」とは置き換えてはいない。そうではなくて、看護が本来の姿を表現するには、その行為において「配慮」や「気配り」や「注意」がきわめて大切であると力説しているのである。すなわち、ケア＝配慮となる。

このことは、よく考えてみれば当たり前のことのように思われる。〝ケア〟という単語の持つ本来の意味は、中学生にでもなれば誰でも知っている。ケアとは、配慮したり、気遣ったりすることだということを……。

しかし、医療界や福祉の領域では、今、〝ケア〟という言葉を専門用語として取り扱いはじめている。すでに看護界は〝ケア〟を看護と同義語として使っているし、福祉領域では、介護＝ケアと置き換えて、特定の行為をそこに求めようとしている。

しかし、ケアの本来の意味に照らし合わせて考えてみれば、こうした傾向にはいずれも無理があることがわかる。〝ケア〟とは本来、配慮したり、気遣ったりすることであって、それはどんな行為にも付きまとう行為の性質を表わす単語だからである。たとえば、親が子どもを気遣って行う行為はすべて〝ケア〟である。また、教師が生徒一人ひとりに気配りすることも〝ケア〟である。駅の階段を昇るお年寄りの荷物を持ってあげる行為も、もちろん〝ケア〟になる。

したがって問題は、看護＝ケアとか、介護＝ケアとか、そのように考えるのではなく、〝看護的ケア〟や〝介護的ケア〟とはいったいどのような内容と方向性を持っているのか、と考えていかねばならないはずである。すなわち、どのような配慮を、どのような目的で行うのか、これが看護者や介護者にとっての「ケアの意味」でなければならない。すなわち、看護や介護を行うには、対象者にどのような配慮をしたり、気遣ったり、または注意を向けていけばよいのかを知っていること、これが専門家に要求される事柄であると見えてこなければならないのである。

その意味では、看護も介護も実に近しい関係にあり、ほとんど〝行為の目的〟は同一だと押さえてよいと考えることができる。そもそも〝看護的ケア〟も〝介護的ケア〟も、求める〝ケア〟の性質は同じなのである。そう解かなければ一歩も前には進めない。問題は、「ケアとは何か」を一般論で解くのではなく、「看護的ケア」や「介護的ケア」がめざす「目的は何か」を解かなければならないのである。

〝ケア〟自体は、それほど難しいことではない。豊かな常識と人間への深い関心があれば、誰にでもできる事柄である。しかし、その〝ケア〟(配慮や気遣い)が、看護や介護になっているかどうかと問われれば、これは難しい内容になってくる。「〝ケア〟が看護や介護になるときとならないとき」があるという発想こそ大事であり、またこの発想に支えられて、各々は専門職として成長していくのである。

それでは、「看護的ケア」や「介護的ケア」のめざすものは、いったい何か。またどうすれば「看護的ケア」や「介護的ケア」は、その専門性を表現できるのだろうか。そして両者の共通性と同時に、両者の相違性、すなわち各々の専門性はどこにあるのだろうか。本著はこうした問いに、歴史的、哲学的に答えていこうとするものである。

［序章の註］

（1）F・ナイチンゲール著、湯槇ます、薄井坦子他訳『看護覚え書』一四頁、現代社、二〇〇〇年

（2）日本において、「ナース」という単語は、一九一五年に制定された「看護婦規則」以来、〝看護婦〟と称されてきたが、二〇〇一年に〝看護師〟に名称変更された。本著においては、基本的に〝看護師〟と表記するが、引用文献中に使われている場合と、歴史的に固有名詞的に使用されている場合は、「看護婦」と表記することにした。

第1章　看護的ケアと福祉的ケアを促した英国の土壌

第1節　救貧法制度下における貧民の区分とその処遇形態（ケアシステム）

ここでは一六〇一年から始まるイギリス救貧法の長い歴史を、政策論的あるいは制度論的に再考察することが目的ではない。救貧制度史研究に関する論文は、これまで多くの研究者によって、相当量の蓄積がなされてきているようであるが、本節では一八三四年の新救貧法に至るまでの救貧制度が、一般に貧民と呼ばれている人々をどのように区分していったのか、また彼らの処遇《しょぐう》（ケア）をどのように考えていたのかという点について、その外観を明らかにし、そのなかに潜《ひそ》む問題点を指摘したいと考えている。

『イギリス救貧法史論』の著者である小山路男氏は、「救貧法のめざしたものは何よりも貧民対策であった」と述べ、それは貧困《ひんこん》とか窮乏《きゅうぼう》など、後の世の社会保障がめざした対策とは根本的に異なる性質を持っていたことを明らかにしている。したがってここではまず、その「貧民とは何か」を問うておかなければならない。「貧民とは〝働く貧民〟(the labouring poor) を意味していた。貧民とは文字どおり〝貧しき人びと〟であり、貧しさゆえに〝働く人びと〟であった。それは、老人や身体障害者あるいは未亡人や幼児のような本来的な生活無能力者のみならず、低賃金や失業のため、身体壮健であっても貧困であるところの〝有能貧民〟(the able-bodied poor) をも含めた幅の広い概念である」[1]。

そして、こうした貧民の概念は、なんとエリザベス救貧法制定以前から存在し、その後約3世紀半もの間崩《くず》れることなく定着しつづけたのである。増大する「貧民」の存在は、絶えずイギリス社会全体を根底から揺り動かすほどのものであったにもかかわらず、根本的対策が実施されるのは、20世紀になってからのことである。では、長期にわたって行われた貧民対策とはどのような内容だったのだろうか、ことにその処遇条件に当たる事柄を歴史的推移を通して概括《がいかつ》してみたい。

さて、社会のなかに貧民がなぜ生み出されるのか、このテーマを社会構造と産業構造の変化の過程を通して科学的に考察できるようになるまでには、人類は数世紀もの時間が必要であった。社会の底辺に湧《わ》き出るように存在しつづける貧民を、為政者《いせいしゃ》たちは絶えず貧民個人の問題として位置づけ、退廃《たいはい》し堕落《だらく》した生活を送る人々を、人間としてまともに正視することを避けてきたのである。いずれの時代も貧困に対するそれなりの予防や対策を立ててはきているが、法律で規制すればするほど、貧民の問題は根が深くなるばかりで、解決の方向軸は定まらないまま、長い時間を経過しているありさまが見て取れる。

貧民に対する施策は、大きく「院内救済」と「院外救済」とに区分することができる。このうち「院内救済」は、普通「ワークハウス」における処遇（ケア）を示し、「院外救済」は在宅において金銭や物品の支給を受けるシステムのことを指す。ここからは「院内救済」と「院外救済」の具体的生成過程を、歴史的に追っていくことにする。

救貧法の第一歩は16世紀の半ばには策定《さくてい》されている。それは封建《ほうけん》体制の解体によって生活の術《すべ》を失った人々が放浪の生活に入り、それによって生じた浮浪者が激増した時代であった。この時の法律は浮浪を禁止し、物乞《ものご》いを労働可能者と不能者に分類し、不能者に対しては物乞いの許可証を与え、また労働可能な者は出生地もしくは最近3年間住んでいた場所へ送り還《かえ》すように定められていた。救済の義務は各教区に置かれ、一五七二年には救貧税の徴収を強制的に教区で取り立てる法律が制定されている。そして教区の救貧行政吏《り》員《いん》として貧民監督官を置くことが定められたのである。これは救貧法行政を支える原型として、その後の制度に引き継がれていくことになる。

一六〇一年のエリザベス救貧法は、16世紀に創設された諸救貧政策を集大成したものと受け止めることが可能である。エリザベス救貧法以降の法律にみる貧民の区別は、働ける貧民と働くことのできない貧民とを分け、さらに働くことのできない貧民のなかに身体障害者や老人などを含めて保護するというものであった。そして後者に関する処遇内容について見てみると、「老人や労働無能力者たちは、公共的な管理のもとに再建された救治院や救貧院に収容されるか（in-door relief）、院外救済（out-door relief）が与えられていた。貧窮児童は教区の役人によって徒弟に出された」(2)のであった。しかしこのような記述以外に、当時の具体的な処遇状態（ケアシステム）を知る手がかりは少ない。

では働く能力のある貧民はどのように扱われたのだろうか。当然、働く意欲のある貧民には、その目的のために用意された作業場かある種の仕事が与えられたが、働く意欲のない者は強制的に作業場に送られ、そこで怠惰《たいだ》を防止する苛酷な労働が強《し》いられたのであった。しかしこうした対策は、救貧税を減少させるのには多少は役立ったものの、貧民の数そのものを減らすことにはほとんど役立たなかった。いずれにしても当時の社会にあっては、働けるか、働けないかを問わず、貧民全体は「抑圧と保護という二重の手段」(3)によって統治されていたことは間違いない。

次に一七二二年に制定された「労役場《ろうえきじょう》テスト法」の実態に触れてみよう。この法律においては、教区委員および貧民監督官は、教区の貧民を住まわせ、保護し、扶養し、働かせるための家を持つことができるとされているが、その管理目的のために誰か他の業者と請負《うけおい》契約を結ぶことができたため、そこでなされた労働は苛酷をきわめ、犯罪的状況が日夜繰《く》り広げられ、その家での貧民の暮らしは凄惨《せいさん》そのもので、〝恐怖の家〟とまで呼ばれるようになった。しかし、貧民がこうした家に入居し扶養《ふよう》されることを拒《こば》んだ場合は、救済登録簿記から名前が消され、以後救済を受ける資格がなくなるような仕組みになっていたのである。この頃から「ワークハウス」は、貧民の終着駅としての意味を持つようになり、そこに入所するくらいなら死んだほうがまし、と一般には認識されはじめた。したがって、このワークハウスで最も軽視され、被害を受けたのは、いたいけな子どもと老人であった。当初は、「老人、孤児および失業者のそれぞれの必要に応ずるため、それぞれ異なった施設が設けられたが、18世紀の終わりには〝綜合混成作業場〟と呼ばれる、救貧法による施設の典型的なものになり、労働に耐える健康体のものも、病人も非常な老齢者も、非常な年少者も、知能劣弱者も、あらゆる種類の要保護者がいっしょくたに所狭しと収容されていたのである(4)」。こうした特徴を持つ18世紀の労役場制度は、院内救済のほうが院外救済よりも安くつくという発想で始められたのであったが、結局は失敗に終わった。もちろん苛酷で残忍な暮らしが人々をして労役場に入ることをためらわせはしたが、救貧税は確実に増加していったからである。

次に発案された救貧法は、院外救済を骨子に組み立てられたものであった。ギルバート法（一七八二年）とスピーナムランド法（一七九五年）と呼ばれる制度がそれである。特にギルバート法では、ワークハウスを病人や老人や虚弱者《きょじゃくしゃ》たちや児童のためのものとして位置づけ、働ける能力のある者には救貧税から賃金補助を行い、また職の斡旋《あっせん》を行うという「院外救済」策がとられた。しかしそれに続くスピーナムランド法制度が開始され、最低の生活が保障されるようになると、そこからまた新たな問題が浮き彫りになっていった。つまり、補助を受けている貧民のほうが、独立して働いている者よりも生活の状態が好ましく、それではまじめに働くのはばからしいという風潮を生み出してしまったからである。19世紀に入ると、救貧税は莫大《ばくだい》な金額にのぼっていた。一七八四年に2百万ポンドであったものが、一八一八年には787万ポンドにまで膨れ上がっていた。このことは、当時まだ機能していた居住地法（一六六二年）に縛《しば》られていたため、教区ごとの人口の格差が著しく、為政者たちにとってはきわめて不平等な税法となっていたことも確かである。こうした背景と相まって、新しい救貧政策思想が登場したことによって、一気に改革の兆《きざ》しが見えはじめるのが一八三〇年代である。

新たな救貧行政に大きな影響を与えたのがトーマス・ロバート・マルサスであった。彼の説く人口論と賃金基金説は、公的救済の害の側面を強化し、貧困は個人的な怠惰と道徳的欠陥の結果であると決めつける〝貧困罪悪説〟を助長した。こうした世論をバックに、時の支配階級は救貧税規制の方向に動き出したのである。そして一八三二年にはエドウィン・チャドウィックを中心とした「救貧法調査委員会」が発足し、当委員会は当時約１万５千５百あった大小の教区によって行われていた救貧法の運用の実態を克明に調査したのであった。出来上がった報告書は13巻８千ページ（26巻３千ページという説もある）にものぼった。そこで強調されたのは、劣等《れっとう》処遇の原理であり、院内救済（ワークハウス）の原理であった。また教区という行政単位が小さすぎるのに加えて、極端な地方主義に陥っていた行政システムを手直しするような提案がなされた。つまり教区を連合させて救貧行政の合理化を図り、行政機構を中央委員の任命による中央行政機構に移行させようとしたのである。この報告書にもとづいて新たに法律が制定されたのが一八三四年であった。これは新救貧法と呼ばれている。

さて、この新救貧法で明らかになった事柄とはいったい何だったたか。貧民の処遇（ケアシステム）を中心に見てみよう。新たに制定された救貧法委員会は、院外救済の禁止を原則（ただし戸外救済の現物支給は許可された）にして、ワークハウスの建設に取り組んだ。彼らは最初の３年間で２百以上のワークハウスを造り、また既存施設の拡充にも努めた。

ところで、報告書の段階ではこのワークハウスに収容される貧民は、次の種類にしたがって別々に収容されることとなっていた。(5)

1、男子老人および男子病人
2、健康体の男子および13歳以上の青年
3、7歳以上13歳以下の少年
4、女子老人および女子病人
5、健康体の婦人および16歳以上の女子
6、7歳以上16歳以下の少女
7、7歳以下の児童

つまり、一八三四年の報告書では、働く能力を持った貧民にはワークハウステストを行なって厳重にその入所を制限しようとしたが、同時に働く能力のない貧民に対しては快適さと慰安を与えてこれを保護しようとした姿勢がうかがえるのである。しかし結果的に見て、救貧法委員会はこうした提案を完全に無視した。「彼らは別々の建物をつくらず、あらゆる範疇《はんちゅう》の貧民を1つの建物に収容し、刑罰的な規律を強制した。その内部では家族は分離せしめられ、7歳以下の児童でさえも両親から引き離されることになった。それは実質上、〝貧民のバスチーユ〟であり、貧困これ自体を処罰するための一般混合労役場であった」[6]（ルビは筆者）。こうした苛酷な原則が、その後のイギリス全体を支配するようになって、新救貧法下における貧民の生活は、過去の歴史上最も悲惨な様相を呈するようになるのである。

ここで問題点を整理しておきたい。

イギリス社会の進展のなかで、絶えず社会悪として位置づけられてきた貧民の存在は、エリザベス救貧法以前から存在し、長期にわたって2つのタイプに分けられてきた。それは働く能力のある貧民と働く能力のない貧民という区別であった。両者の性格は大きく異なっているにもかかわらず、〝貧しさ〟という共通項のために、いつも混同され、同じ扱いを受けてきたのである。19世紀に入るとますます貧困は個人の問題であり、劣性《れっせい》の人間としての罰によって貧民に成り下がったのだという見方が大方を占めるようになった。こうなると、貧困は代々引き継がれて解決のメドは立たなくなる。この場合、最も問題なのは、働く能力のない貧民の存在が完全に無視されていたということである。彼らは何らかの形で看護的ケア（援助の手）が必要な存在なのである。〝自らの力で生きていけない存在〟に対して、当時の社会はまだ何の手立ても講じていなかった。否、むしろ彼らに苛酷な生活を押しつけ、その生命が早急に消えていくのを助長したところさえ見受けられるのである。これが19世紀半ば頃までのイギリス社会の底辺層を取り巻く行政機構のしくみであった。

第２節　イギリスの大都市における貧困階層の生活実態を見る

前節で述べたように、一八三〇年代に入ってからのイギリスにおいては、社会の底辺に喘《あえ》ぐようにして生きていかなければならない人々の群れは、確実に増大しつつあった。しかし自由放任主義が罷《まか》り通っていた時代背景もあり、それに対する根本的解決はなされないまま放置されていた。この時代はベンジャミン・ディズレーリが『シビル』のなかで描いたように、富める者と貧しき者との区分は明確で、まさに「２つの国民」の時代であった。支配階層である富める者（上流階級）は全体のわずか３％であり、反対に約80％を占める底辺の大部分の国民は貧しい労働者階層であった。最下層の人々は、働きたくても思うように職が見つからず、貧困のどん底にあった。こうした状況は、19世紀末にチャールズ・ブースによって、貧困の実態が社会学的に解明されるまで、否、解明されたあとでもかなり長い間イギリス社会の特徴として存在しつづけたのである。

当時の貧困層の生活実態を描いた著作は、最近ではかなりの数にのぼっているので、それらに目を通せば、国民の特に貧しい人々の暮らしぶりは手にとるように理解できる。しかし問題は、こうした人々の暮らしや生活実態を、当時の社会全体がどのようにとらえ、またどのような具体的対策を立てて解決しようとしていたのかということにある。近代的福祉実践や近代的看護実践は、まさにこのような国民の生活を背景にして育《はぐく》まれ、また成長してきている。両者の実践と学問的生成のプロセスは、イギリスの社会背景を抜きにしては語れないほどである。

したがってここではまず、こうした背景にある具体的状況を描くことから始めてみたいと考えている。なぜなら、一口に「貧民」といっても、彼らは現代に生きるわれわれの想像をはるかに越える存在だからである。貧困の実態をきちんと把握し、正しいイメージが作れるまで、次の作業に入ることは許されないとも思える。

そこで、これから筆者が明らかにしようとするのは、19世紀半ば頃のイギリスにおける社会生活の全体像である。

まず、当時の人口はどのくらいであったのだろうか。19世紀のイングランドとウェールズの人口動態《どうたい》を調べてみると、一八〇一年：910万人、一八三二年：千4百万人、一九〇一年：3千3百万人という伸びを示している。1世紀の間に約3・6倍の人口増である。

特に増加の著しい都市は、ロンドン、マンチェスター、リヴァプール、バーミンガム、リーズ、ブリストル、グラスゴー、エディンバラであった。しかし、このような人口の増加の裏で、おびただしい数の死者も出ていたのである。特に子どもの死亡率が高かった。イングランドとウェールズにおける人口千人当たりの死亡率は、一八三一〜四〇年には23・4人にもなっている。この死亡率は図1のように一八六〇年代までは下がらず停滞《ていたい》している。その背後には、国全体の工業化が進むなかで急速に進展した大都市の不衛生な環境条件が大きな要素になっていた。こうした大都市に流れ込んできたのは、言うまでもなく労働者階級で、彼らは工業都市が提供する多くの雇用口を求めて隣接する農村から入ってきた。しかし、彼らを待っていたのは悲惨な暮らしと生命を削る苛酷な労働であった。結果として多くの人々（特に子どもが犠牲者となって）は、急ぎ足で墓場に向かう運命をたどっていった。

工業都市における死亡率がいかに異常に高いかを示すデータがある。**表1**は「典型的な農業地帯として、イングランドでは最小のラトランド州《シャー》とイングランド南部にあってソールズベリ平原を含むウィルト州《シャー》とを、また工業地域としてマンチェスター、リヴァプール、ボルトン（マンチェスターの北東に隣接する工業都市）、リーズ、ベスナル・グリーン

図1　年間死亡率の推移（1841～1890）

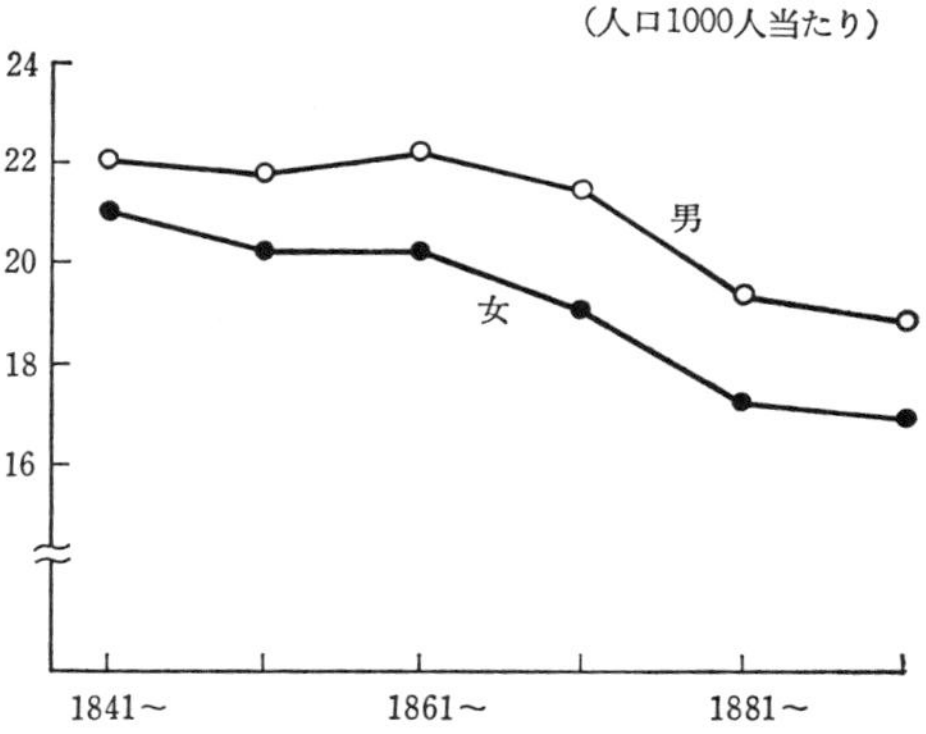

（典拠）T. McKeown and R.G. Record, "Reasons for the Decline of Mortality in England and Wales during the Nineteenth Century", *Population Studies*, 16, 1963

表1　地域別・階層別に見た死亡者の平均年齢

	ジェントルマンの家族	職人・商売人の家族	職工・労働者召使いの家族	備考（調査年）
ラトランド州	52	41※	38	1837
ウィルト州	50	48※	33	1840
マンチェスター	38	20	17	1837
リヴァプール	35	22	15	1840
ボルトン	34	23	18	1839
リーズ	44	27	19	1839
ベスナル・グリーン	45	26	16	1839

※　農民・酪農家とその家族を含む

（ロンドンの一市街地域）を取り、それぞれの地域における死亡者の平均年齢を三つの階層ごとに示してある。この表から、工業都市ないし工業地域における労働者階級の死亡の可能性がいかに高かったかは一目瞭然であろう。……ちなみに一八四一年のイングランドとウェールズにおける千人当たりの幼児死亡率は、零歳児一五〇、一歳児六六、二歳児三五、三歳児二五、四歳児一八であった」[(7)]。こうした異常に高い死亡率は、彼らの生活環境がいかに劣悪であったかを示唆するものである。農村の人々と都市に暮らす人々とでは、特にそれが底辺の人々であればあるほどに、その環境差が著しく寿命の長さに影響しているのである。では、そうした環境とはいったいどのようなものであったのだろうか。そのあたりの状況を探ってみた。

当時の大都市の裏側（貧民窟《ひんみんくつ》）を後世の人々に伝えている著作の代表的なものとして、F・エンゲルスの作品『イギリスにおける労働者階級の状態』がある。また小説家、C・ディケンズが描いた数点の作品や、少し後になるが20世紀初頭にロンドンのイースト・エンドに潜入して、どん底の人々の暮らしをつぶさに見て書いたジャック・ロンドンの『どん底の人びと』などがある。こうした作品を読んでいくと、大都市の底辺にうごめくように生きている人々の様子が、まるで絵に描かれたように浮かんでくる。

まずはエンゲルスの描写を借りて貧民窟の住居の様子から見てみよう。

「どの大都市にも、労働者階級のおしこまれている一個あるいは数個の〝貧民窟《ひんみんくつ》〟がある。もちろん貧民が富者《ふしゃ》の大厦高楼《たいかこうろう》にすぐ接したかくれた路地にすんでいることもたびたびある。けれども、一般的にみて貧民には特別な地域があてがわれている。そこで貧民はより幸福な階級の目のとどく範囲から放逐《ほうちく》されて、せいぜいうまく自分たちなかまでやりくりしてゆけばよいのだ。こうした〝貧民窟〟は、イギリスではすべての都市に、ほぼおなじようにもうけられている。――都市のもっとも不良な地域のもっとも不良な家々――それはたいていは、ながい列をなした二階あるいは平屋《ひらや》の煉瓦《れんが》だての建物で、ひょっとすると人のすんでいる地下室がついている。そしてそれらの建てかたは、ほとんどどこでも常規《じょうき》をはずれている。二つか三つの部屋があり、台所が一つついているこうした小屋は、コッテージとよばれていて、全イギリスにおいて――ロンドンの二、三の部分は例外として――労働者階級の一般的な住居となっている。街路そのものは、ふつう舗装《ほそう》がなく、凸凹できたならしく、植物性と動物性の厨芥《ちゅうかい》でいっぱいであり、下水溝《こう》も排泄溝もなく、そのかわりに悪臭をはなつ不断の汚水溜がある。そのうえに通風は、この市区全体の、まずい、混乱した建てかたによって困難にされている。そして、ここでは多くの人間がせまい空間にすんでいるので、この労働者区域をみたしている空気がどんなものであるかは、たやすく想像できるだろう。街路はそのうえに天気のよい日には物ほし場につかわれる。

家から家へかけて物ほし綱《づな》がななめにはりわたされ、ぬれた洗濯物がぶらさげられる」[8]（ルビは筆者）

エンゲルスが描写したこのような風景を想像するには、挿し絵①と挿し絵②が参考になるだろう。

このような状況は20世紀に入っても解消されなかったらしく、ロンドンのイースト・エンドに潜入しようとして、初めてその地に入ったジャック・ロンドンは、その時の印象を次のように書き記している。「馬車を乗りまわしている間、ほかの辻馬車には一台もでくわさなかった。とはいえ私の辻馬車は、どこか別のもっといい世界からやってきた幻みたいで、子供たちがあとを追いかけてきたり、並んで走ったりした。そして見えるものといえば、かたいレンガの壁とぬるぬるした舗道と悲鳴をあげる通りばかりで、生まれてはじめて私は群衆に対する恐怖に襲われた。それは、海の恐怖みたいなものだった。そして街という街のみじめな大衆が、広大な悪臭を放つ海のおびただしい数の波で、私のまわりにひたひたと押し寄せ、わき上がって、私の上におおいかぶさってきそうだった[9]」と。

かくして潜入したJ・ロンドンは、その後この世界に住む人々の生きざまをつぶさに見ることになるのだが、どん底に暮らす人々のなかに見える〝人間性〟にも触れており、地

挿し絵①　ロンドンの貧民街

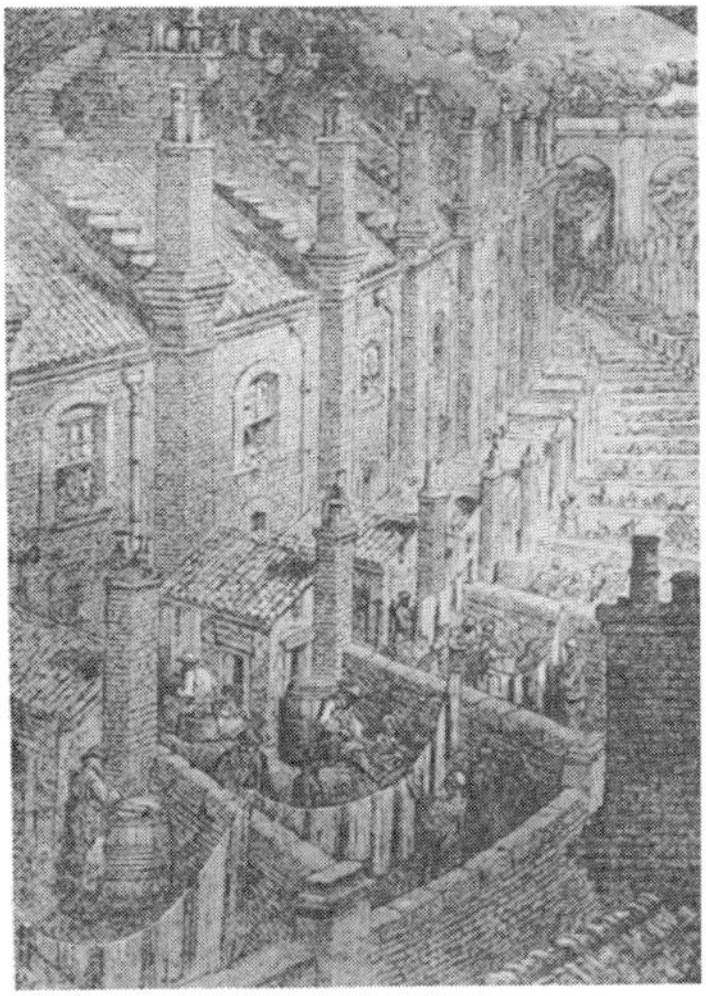

(ギュスターヴ・ドレ　1872)

挿し絵②

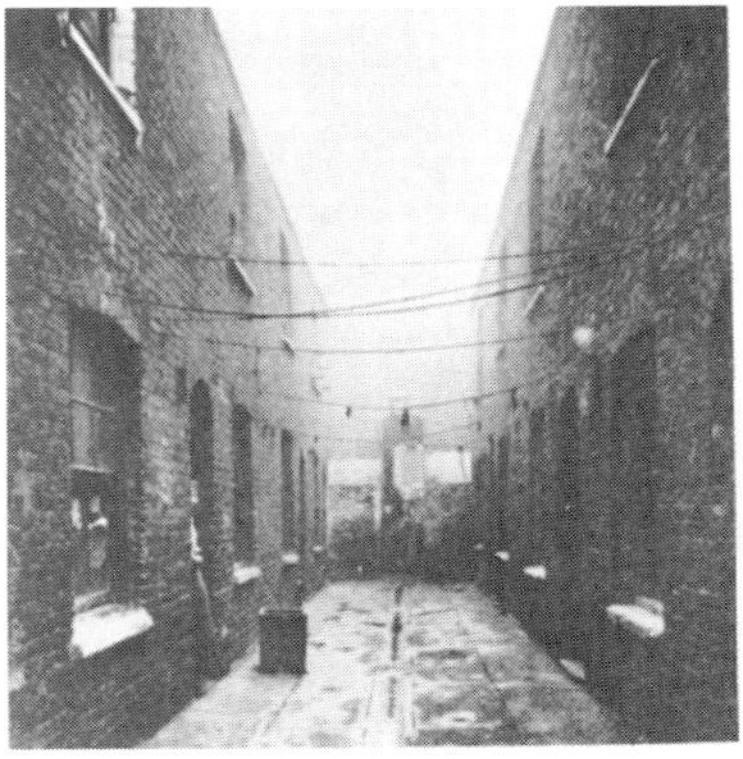

ヴィクトリア時代のサザックで見られた，
じめじめした，陰気くさい路地裏

獄のような生活のなかに光る人間の本性や本音や、堕落していく道筋などをリアルに表現していて興味深い。

さて、次は彼らの食事を見てみよう。再度エンゲルスの文章を引用する。

「個々の労働者のふつうの食物それ自体は、もちろん労賃《ろうちん》の額によっていろいろとちがっている。比較的よい賃金をもらう労働者、ことにその家族の全員がそれぞれに多少の金をかせぐことのできるような工場労働者は、そうした状態がつづくあいだはよい食物を、つまり毎日肉と、そして夕食にはベーコンとチーズをたべている。かせぎのすくない労働者家族は日曜日だけ、あるいは週に二、三回だけ肉をたべ、そのかわり馬鈴薯《ばれいしょ》とパンとを多くたべている。しだいに下層へゆくと動物性の食物はへらされて、馬鈴薯のなかへきざみこまれるすこしばかりのベーコンだけになる。――さらに下層へゆくとそれもなくなって、チーズとパンとオートミールと馬鈴薯だけをたべるということになる。そして、ついに最下層のアイルランド人の場合には馬鈴薯だけが食物となっている。……茶も飲めなくなっているところでは、かならずきわめてきびしい貧困が支配しているのだ。――けれどもこれらはすべて、労働者が就職しているという前提のもとでいえることである。もし労働者に職のない場合には、彼はまったく運を天にまかされてしまい、もらったものか、乞食をしてあつめてきたものか、あるいはぬすんだものをたべる。そしてなにも手にはいらないときには、彼はまさに吾々がさきにみたように飢《う》え死にするのである」[10]（ルビは筆者）

上記の文章は下層階級の人々の暮らしをイメージするのには大変わかりやすい。つまり、下層階級といっても上から下までその階層性が分化しており、それぞれ手にする賃金の額に合わせた生活を送っているということになる。ここで述べられている肉やベーコンや馬《ば》鈴薯《れいしょ》（じゃがいも）といった食物でも、今日われわれが口にするものとは質が異なる。下層階級の人々が手に入れられる馬鈴薯は「たいてい粗悪であり、野菜はしなびており、チーズはふるびて下等の品質のものであり、ベーコンはくさったにおいがしており、肉は脂肪がすくなく、ふるびて、かたく、老畜の、しばしば病気か斃《へい》死《し》した畜類の肉であって、すでに半分くさっていることがしばしばである」[11]。こうした食物を毎日口にするか、またはもっと劣悪な素材のものを口にするかであるから、彼らが病気に罹《かか》らないはずはないであろう。また体調を悪くしたとしても、決してこうした環境条件のなかでは回復できる見込みはないのである。ひとたび伝染病が猛威《もうい》をふるえば、彼らはひとたまりもなく消えてしまうはずである。もちろん、こうした環境下で最も早く生命をすり減らしていくのは、幼児や子どもたちである。

貧困家庭に生まれた子どもたちは、出産直後に働きに出かける母親から、催眠薬《さいみん》を飲まされるのが常であった。この習慣は一八四〇年代の半ば頃まで続けられていたという。「その他にも、アヘンチンキを含む〝ゴッドフリー強壮剤《きょうそうざい》〟が売られていて、母親は仕事に出かけるとき、子どもを静かにさせるためによく飲ませていた」(12)（ルビは筆者）。これらの対応が子どもの生命力を消耗させ、病気や虚弱を招く大きな要因になっていたことは間違いないだろう。さらに子守《こもり》は、たいていその家のまだ幼い子どもたちに任されていた。そういう兄弟がいない場合は、どこか安く子どもを預かってくれる家を捜《さが》すしかなかったが、そこではまともなケアは受けられなかった。すべて結果として、子どもの寿命を縮めることに役立ったのである。

社会の底辺に暮らす子どもたちの様子や、そこに繰り広げられる生活の具体的なありさまは、C・ディケンズの小説『オリヴァー・トゥイスト』のなかに描かれている。舞台の時代は一八三七年。新救貧法が制定された3年後のことである。オリヴァー少年が迷い込んだロンドンの貧民窟に、盗賊《とうぞく》の一味がいるのだが、その集団の構成員はまだ幼い子どもたちなのである。彼らの生活は先のエンゲルスが描いたとおりの長屋《ながや》暮らし、一部屋に何人もの人が住み、不潔でボロをまとい、人のものを盗んではその日、その日を暮らしている。そこには底辺に住む人間の生活模様が、明るいタッチで書かれているが、貧困層の子どもたちの運命は皆一様に苛酷《かこく》である。

要するに、この時代の貧困という問題は、個人の努力でなんとか切り抜けられるというような生やさしいものではなかった。ことに当時の社会全体には、「貧乏人は環境の犠牲者というより、怠惰でだらしない暮らし方のために、自ら招いてその境遇に落ちたのであるという、貧乏人に対する厳しい、同情を含まない見方[13]」が浸透《しんとう》していた。したがって、貧困は次世代に簡単に引き継がれていってしまい、底辺の層に暮らす人々は、絶えず失業と貧困と病気と老いと障害に悩まされながら、短い一生を終えることになるという運命にあったのである。

第3節　救貧院（ワークハウス）での生活実態

どん底に暮らす人々は、働ける体力が少しでもあれば、またほんのわずかでも貯えがあるうちは、決して救貧法のお世話にはなろうとしなかった。それほど「救貧院」というところは人々にとって恐怖の家であったのである。

筆者はこの救貧院の実態を知りたいと思った。なかなか資料は見つからなかった。しかし、ようやく数冊の文献を探し出したので、イメージを描きやすいように挿し絵を折り込みながら、そこでの暮らしの実態の一部を紹介したいと思う。

救貧院（ことにロンドンにおける救貧院）の実態は、あとの第2章で述べるように、ナイチンゲールの強力な要請によって動きだした政府筋《すじ》の調査官と、ランセット誌が任命した調査官によって、一八六〇年代の半ばに詳しく調査されたことで明らかになった。当時、救貧院には約5万人の病人が収容されていた。これは篤志《とくし》病院が患者の選択をしはじめた結果、「救貧法サービスは病気の子ども、精神病者、皮膚病、てんかん、結核、性病患者や病名のよくわからない慢性病患者の一群をも引き受けることになった[14]」ためである。またこうした病人は労働者が田舎《いなか》から大量に都会に流れ込んできた結果生じた現象でもあった。なぜなら彼らは住む家もなく、ひとたび病気になれば家族で介護する手段すらもたなかったからである。流浪者には単身者や未亡人、老人、別居や離婚した婦人が多かったのも特徴の1つである。したがって「一八四三年で約一万人だった医療救済の受給者が、二〇年後には五万人になった[15]」というのもうなずける話である。さらに救済委員会は、働ける本来の貧民とこうした病人や虚弱者たちに別々の施設を用意しなかったから、救貧院のなかはまるで退廃した病院のような状況を呈し、加えて、そこに収容されている病人や老人の待遇は最悪の事態にあったのである。

では、調査官たちによって報告された内容を追って見てみよう。これらの報告はロンドンにある救貧院40ヵ所について調査された結果である。

「これらの救貧院の各病室は、患者のための立体的空間にきわめて乏しい。……その多くは建てかたがまずく、すべての方向が隣接する他の建物で取り巻かれている。いくつかの救貧院では、収容者が労働作業を行なっているため、悪臭や煙がたちこもっている。戸外運動用の庭は、一般的に不足気味で、監督や監視のための場所もなく、浴室や手洗いを建てる余地も満足にない。建物の外部に空き地がないので病室に接している便所を移すこともできない。しかも回復期の患者のため、昼間使わせる部屋をつくる手だてもないのである[16]」

「あるロンドンの救貧院を訪れたが、そこでは貧民が床《ゆか》の上で眠っていたし、ほかの救貧院では四〇人の少女たちが一三のベッドを分け合っていた[17]」

「すし詰めの病室に加え、不充分な換気のため環境はさらにおびやかされた。ある救貧院の換気口はただ〃すすや煙の多い外気〃を吸い込んでいるにすぎなかった。窓のつくりが悪く、昼間、窓を開けているときは、すぐ下の患者に風があたりすぎて、かえって健康に害となることもある[18]」

「区分された収容者同士がむやみに言葉を交わすのを防ぐため、壁の高い所に窓がつけられていて、寝たきりの患者は文字通り外の眺めを奪われている救貧院もあった[19]」

「救貧院全体に病人が混在しているというのがふつうであった。もっとも危険な感染性熱病の患者でさえも、ほかの病人と同じ病室に収容されていた[20]」

「ケンジントンとパディントンでは、いく人かの病人が自分たちの室内便器で物を洗っているのが見られた[21]」

「トイレの紙は貧しい人たちにはほとんど使用の習慣がないとされ、わずか二、三か所の救済委員会だけが支給していた。それでも古いタオル、ほこりふきや皿ふき布、さらに聖書の破れ紙で詰まった便器の例は、数えきれなかった[22]」

「タオルの支給状態は、もっとひどかった。パディントンでは二四人ないし三一人の収容者に一本のタオルが支給されていた(23)」

ランセット誌の委員は、梅毒《ばいどく》の婦人病室で8人の収容者が1週間に1本のタオルを共同で使用しているのを目撃した。しかし、

「ふつうの病室では共同で二、三本のタオルが支給され、週二回交換されていた(24)」

「救済委員会が配給する櫛《くし》は、たいがい、欠けていたし、ヘアブラシは極端に少なかった。石鹸《せっけん》は気やすく浪費しがちであったので、支給が制限された(25)」（ルビは筆者）

「毛屑《けくず》布団は配布されたが、マットレスはきわめてまれであった。ある救貧院のベッドは完全な木製であった。ほかの五つの救貧院ではベッドの底に幅の広い硬《かた》い鉄のバンドがついていた。羽毛のベッドは田舎の救貧院に多かった。シーツは様々だが、多くは木綿《もめん》製であった。毛布と同様、かなり古ぼけて薄っぺらであった(26)」（ルビは筆者）

挿し絵③

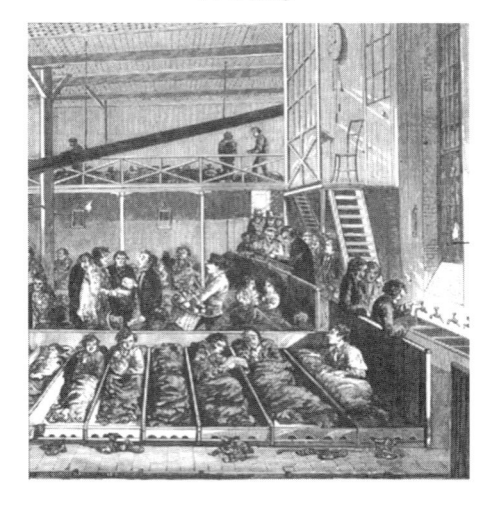

挿し絵④

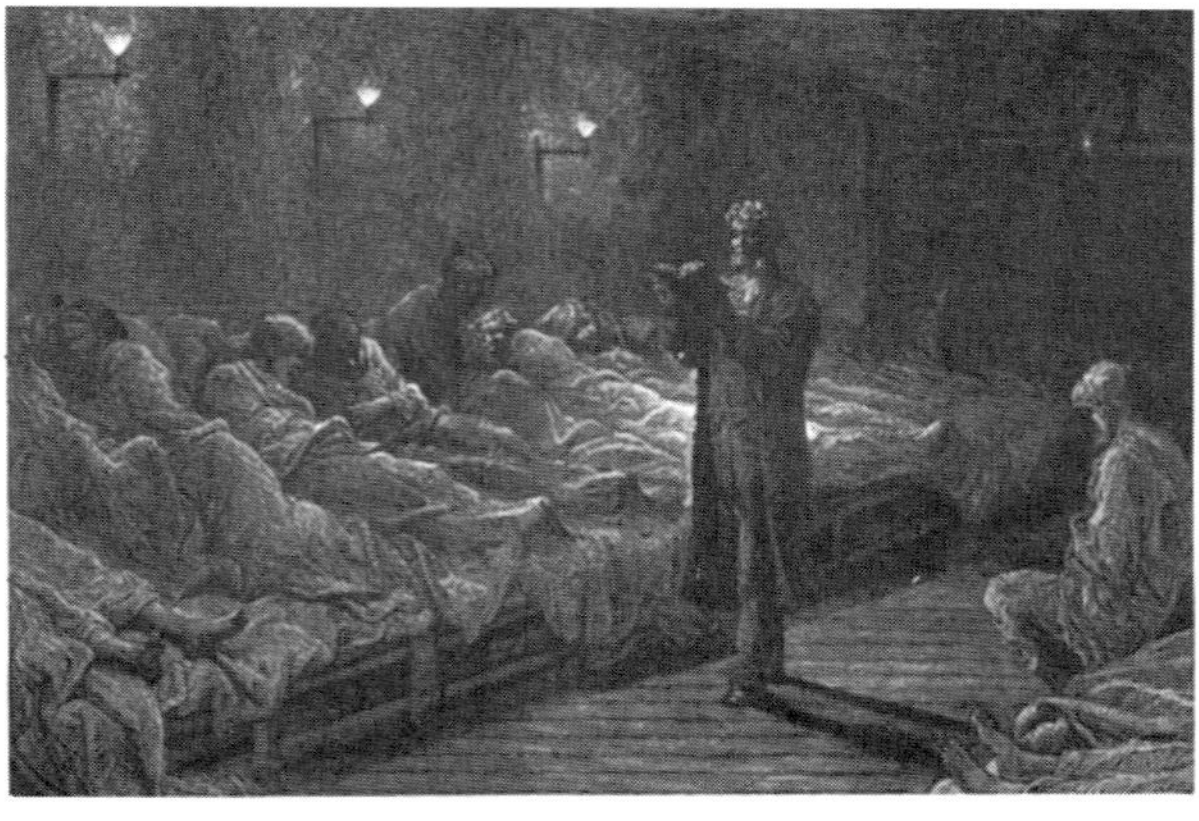

このように劣悪な環境条件は、何枚かの絵になって残っている。挿し絵③や挿し絵④は、まさにこうした救貧院に置かれた病人たちを描いたものである。身動きもできないような幅の狭いベッドに、生きた屍《しかばね》のように横たわる貧民たちの姿は、救貧院における処遇の凄《せい》惨《さん》さを物語っている。

報告書はさらにここでの生活の一部を紹介している。その生活は単調きわまりなく、不潔と苦痛と屈辱《くつじょく》に満ちたものであった。

「娯楽の手段は、実際子どもたちや老人にもほとんど縁がなかった。なんの楽しみもなければ、教育もなく、外界から離れて住んでいるため考えることとてないまま、裸の壁やほとんど活気のない仲間を眺めて、坐っているか横になっているなん百人もの人たちを眼にするのは痛ましいことだった(27)」

「収容者たちは体の苦痛や精神的みじめさに対し、かろうじて感受性を残していたが、もし、それがなかったなら、多分、植物にも似た生活となっていたろう(28)」

以上の記述は、報告書のほんの一部であるが、ここからだけでも救貧院の生活実態を垣間見ることができる。さらに生きた描写に接したいと考え、数冊の著作に当たってみた結果、具体的記述にぶつかることができた。前章ですでに述べたが、その1冊がディケンズの『オリヴァー・トゥイスト』であり、J・ロンドンの『どん底の人びと』であり、エンゲルスの『イギリスにおける労働者階級の状態』であった。

このうち、ディケンズとエンゲルスの著作は、まさに19世紀半ば頃のものであり、新救貧法のもとに営まれていた救貧院の実態を知るうえでは欠かすことのできない作品であった。『オリヴァー・トゥイスト』は、救貧院の一室で生を受けたオリヴァー少年の物語だけに、当時（一八三七年頃）の救貧院とそこに暮らす人々の様子をうかがうことができる。小説ではあっても、事実に限りなく近い描写がなされているからである。小説のなかでは、行き倒れになって救貧院に入ってきた病人（オリヴァーの母）を、そこに暮らす老婆《ろうば》が看護している様が描かれていることから、当時の看護の質や実態などを想像することが可能である。そして孤児《こじ》となったオリヴァーは、院内に養育に当たる女がいないという理由で、支所に送られることになる。救貧税から一定の料金で預けられたその支所には、中年の婦人が監督に任ぜられていたが、彼女は「週の手当の大部分を自分の使途に当て、育ち盛りの救貧院の子供たちには、本来のあてがいぶちより少ない額を割り当てた。それによって、どん底の下にはさらに深い底があるということを発見して、彼女は一大実験哲学者たることを証明したのである[29]」。

したがって、そこでの暮らしは子どもたちにとって、極端な餓《う》えと寒さにさいなまれるものとなった。多くの子どもたちがたいていあっさりあの世に導かれていってしまうのも無理はなかった。9歳になったオリヴァーは、救貧院に連れ戻されて、そこで〝まいはだ作り[30]〟をさせられる。この様子は挿し絵⑤に描かれているので参考になる。物語はここを出発点として、救貧院を抜け出したオリヴァーがその後たどった苛酷な暮らしと、その後の運命の不思議さを描写しているのだが、ディケンズによって文字にされた救貧院の状況が人々の目に入り、そのことに心を痛めた民衆によって、救貧院の

挿し絵⑤

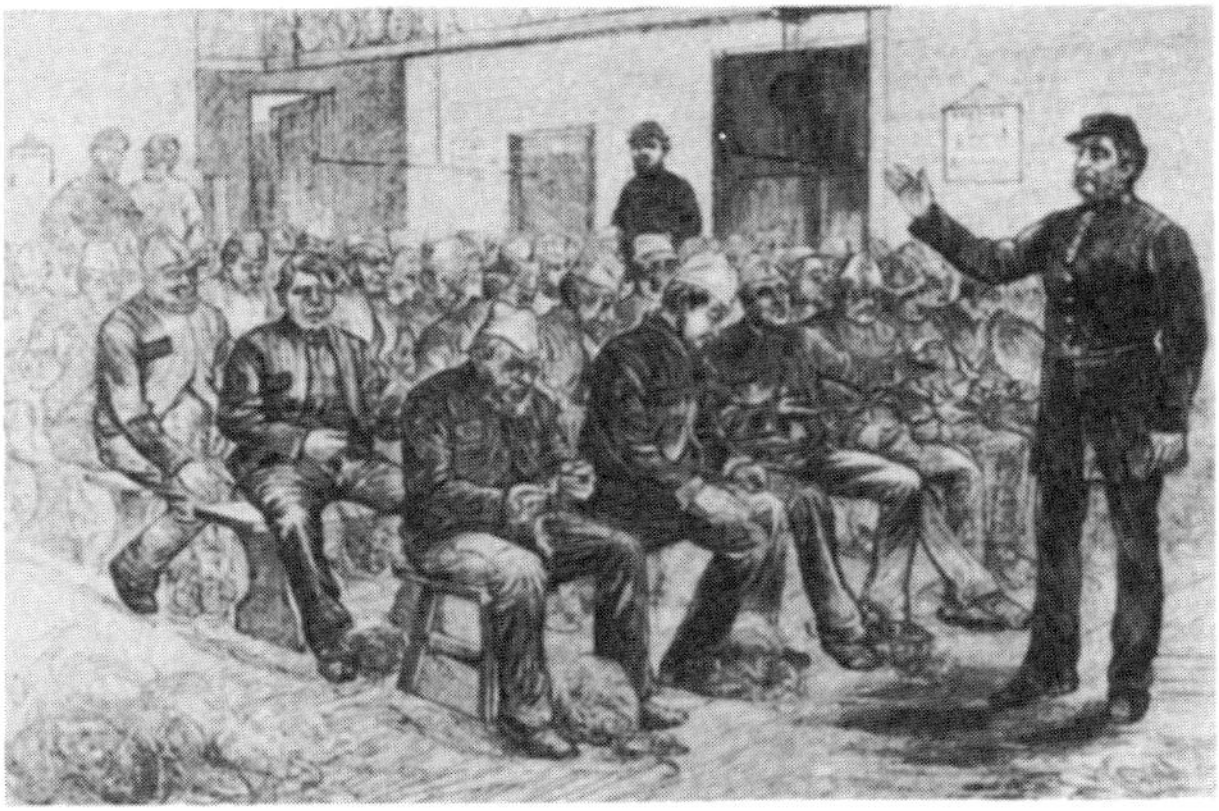

まいはだ作り（ただし，このイラストは獄中での作業）

改革運動が進展したとも言われている。

もう一人の著作に触れてみよう。それはエンゲルスのものである。

「それ（救貧法）は一八三四年に議会を通過して、こんにちまでも通用している。金銭または食糧による扶助は全廃されてしまった。いまやあたえられた唯一の扶助は、いたるところに急遽《きゅうきょ》たてられた救貧授産場《じゅさんじょう》に収容するということであった。だが、この救貧授産場（workhouses）、あるいは、人民がつけたあだ名によれば、救貧法のバスティーユ牢獄《ろうごく》（poor-law-bastilles）の施設は、この種の公の慈善をうけずともやってゆけるみこみをまだすこしでももっているものを、かならずしりごみさせないではおかないような種類のものである」（ルビは筆者）と説いて、続いて次のようにその暮らしを紹介している。

「救貧授産場は、マルサス主義者の狡猾《こうかつ》な才能が考えだすことのできるかぎりの、もっともいとわしい住居としてつくられている。食物は就業労働者中のもっともまずしいものの食物よりもわるく、しかも仕事はそれよりもはげしい。もしそうでないなら、極貧《ごくひん》の労働者は、そとの世界でのみじめな生活よりも、たしかに救貧授産場に滞在するほうをえらぶであろう。肉類、とくに新鮮な肉はめったにあたえられない。たいていは馬鈴薯と、できるだけ下等なパンとオートミールである。ビールはほとんどあたえられないか、またはまったくあたえられない。監獄の食物でさえ、平均すればこれよりましである。そこで救貧授産場の収容者は、監獄へはいりたいばかりに、わざとなにか犯行をおかすことがしばしばある。というのは、救貧授産場もまた監獄だからである。自分にあてがわれた仕事の量をはたさないものは、食物がもらえない。そとへでようと思うものは、まず許可をこわなければならぬ。そしてその許可は、そのものの素行《そこう》や、その素行について監督がもっている意見しだいで、拒絶されることがある。煙草《たばこ》は禁止されている。同様にまた、救貧授産場外の友人や親類のものから贈り物をもらうことも禁止されている。被救護者たちは救貧授産場の制服をつけ、なんの保護もなしに監督の勝手気ままにゆだねられている。彼らの労働が万一にも個人企業と競争することのないように、彼らにはたいていかなり無益な仕事があてがわれる。成年男子は〝強健《きょうけん》な男子が一日中精一杯はたらいてやれる程度の〟石割りをやる。女と子供と老人とは、ふるい船索をときほごす。

よけい者がふえないように、または堕落《だらく》した両親が彼らの子供らに影響をおよぼすことができないように、家族はわかれわかれにされる。夫はこの棟に、妻はあの棟に、子供は第三の棟にとおくられる。彼らは、あるきまった、めったにめぐってこない機会にしかたがいにあうことをゆるされない。しかもそれも、役人たちが彼らの素行がよかったと判断した場合だけである。そして貧窮の伝染病毒を完全に外界から隔離してこのバスティーユ獄《ごく》のなかにとじこめておくために、このバスティーユ獄の収容者は、役人の許可をうけた場合にかぎって面会室で訪問者とあうことをゆるされ、一般に役人の監視と許可のもとでのみ外部の人々と交際することがゆるされるのである」[31]（ルビは筆者）

エンゲルス特有の皮肉がたっぷり入っている文章とはいえ、彼の観察眼は鋭く、この文章からかなり正確に当時の救貧院の生活の実態を知ることができよう。（挿し絵⑥〜⑧は当時の救貧院の内部および外部を知るうえで参考になろう）救貧院はまさに監獄なのであった。しかも犯罪者が入る監獄よりも一段と待遇が劣った場所なのであった。ここは人間が暮らす場所ではなかった。まして、病人や子どもや精神障害者や老人など、誰かのケアが必要な人々にとって、そこは苛酷で残酷な住まいであった。しかし、一般にこうした人々を含んだあらゆる貧民が、貧民になったこと自体が悪であり、個人の責任であるとして片づけられていたのである。まだそういう思想しか当時の社会は持てなかったといえるであろう。

しかし、この思想を変え、新しい人間観にもとづく、新しい社会のシステムを作らなければならないと考えた人々が存在したことも、また同時に事実である。イギリスの近代社

挿し絵⑥　救貧院の内部

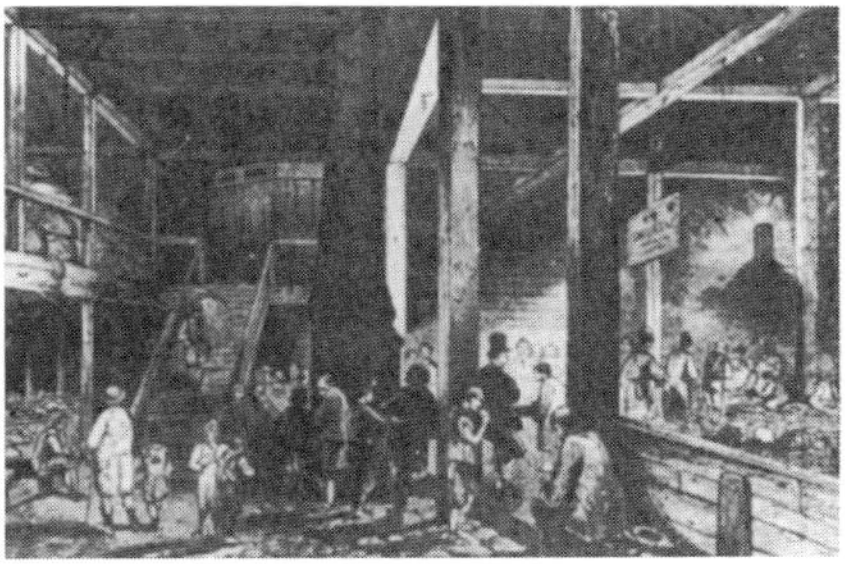

挿し絵⑦　ホワイトチャペル救貧院

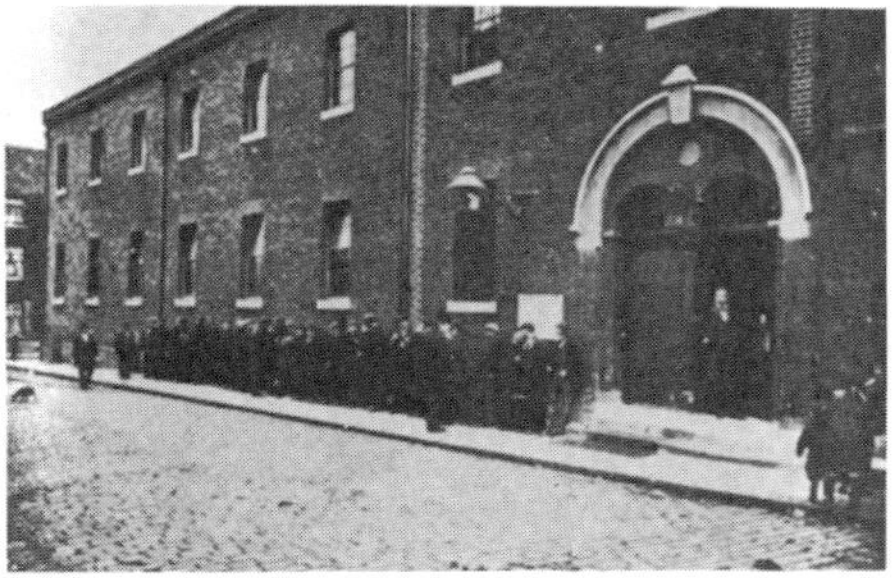

門前に列をなす人々

挿し絵⑧　ポプラー救貧院

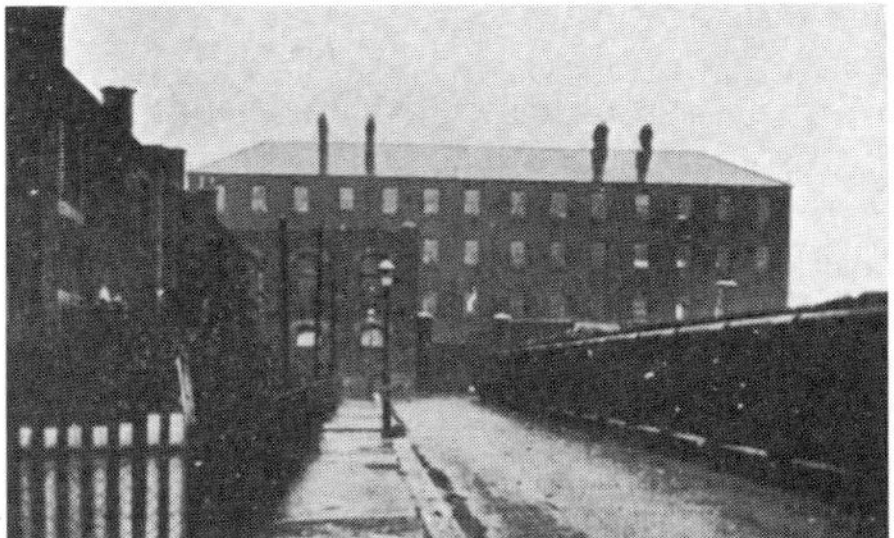

会は、そういう進歩的、人道主義的発想を持つ人々によって、徐々に変革されつつあったのである。

［第1章の註］

（1）小山路男著『イギリス救貧法史論』三頁、日本評論新社、一九六二年
（2）右田紀久恵、高澤武司、古川孝順編『社会福祉の歴史』二四頁、有斐閣、一九九〇年
（3）前掲書（1）、六二頁
（4）田代不二男著『イギリス救貧制度の発達』八二頁、光生館、一九六九年
（5）同右書、八三頁
（6）前掲書(1)、二八四頁
（7）角山榮、川北稔著『路地裏の大英帝国』九六頁、平凡社、一九九三年
（8）マルクス＝エンゲルス選集刊行会編『イギリスにおける労働者階級の状態』四五頁、大月書店、一九五一年
（9）ジャック・ロンドン著、辻井栄滋訳『どん底の人びと』現代教養文庫、一七頁、社会思想社、一九八五年
（10）前掲書（8）、一一三頁
（11）前掲書（8）、一〇七頁
（12）前掲書（7）、一四二頁
（13）前掲書（7）、一一六頁
（14）～（28）ロンドンの救貧院の実態調査は、一八六六年に2つの調査機関から公表された。1つはラ

ンセット誌が任命した調査委員によるものであり、もう1つは救貧法庁によって任命された2人の専門監視官によるものであった。この報告書の内容は、その一部をB・エイベル－スミスが『英国の病院と医療』（保健同人社）に紹介している。本論文の引用はすべてエイベル－スミスの同著からとっている。第4章、貧しい病人の項を参照されたい。

(29) C・ディケンズ著、本多季子訳『オリヴァ・ツウィスト』(上)、岩波文庫、一六頁、一九五六年

(30) まいはだ作りとは、木造船の漏水を防ぐために使う麻屑を古い麻綱からほぐす作業のことである。

(31) 前掲書 (8)、四二七頁

〔第１章の図表の出典〕

図 (1) 角山榮、川北稔編『路地裏の大英帝国』九二頁、平凡社、一九九三年

表 (1) 同右書、九六頁

〔第１章の挿し絵の出典〕

① 角山榮、川北稔編『路地裏の大英帝国』九五頁、平凡社、一九九三年

② L・C・B・シーマン著、社本時子、三ツ星堅三訳『ヴィクトリア時代のロンドン』四二頁、創元社、一九八九年

③ Philippa Stewart : Florence Nightingale, Wayland Publishers Ltd, p 30, 1973.

④ Pam Brown : Florence Nightingale, Exley publications Ltd, p 53, 1988.

⑤ 長島伸一著『世紀末までの大英帝国』法政大学出版局、二四六頁、一九九一年

⑥ 長島伸一著『ナイチンゲール』岩波ジュニア新書、一七五頁、一九九三年

⑦ ジャック・ロンドン著、辻井栄滋訳『どん底の人びと』現代教養文庫、七九頁、社会思想社、一九

八五年
⑧　同右書、六五頁

〔第1章の参考文献〕

（1）安東伸介他編『イギリスの生活と文化事典』研究社出版、一九八九年
（2）ヘンリー・メイヒュー著、ジョン・キャニング編、植松靖夫訳『ロンドン路地裏の生活誌』（上・下）、原書房、一九九三年
（3）トレヴェリアン著、松浦高嶺、今井宏訳『イギリス社会史・2』みすず書房、一九九〇年
（4）R・J・ミッチェル、M・D・R・リーズ著、松村赳訳『ロンドン庶民生活史』みすず書房、一九七三年
（5）ケロウ・チェズニー著、植松靖夫、中坪千夏子訳『ヴィクトリア朝の下層社会』高科書店、一九九二年
（6）W・J・リーダー著、小林司、山田博久訳『英国生活物語』晶文社、一九八三年
（7）A・ブリックス著、岡村健次、河村貞枝訳『ヴィクトリア朝の人びと』ミネルヴァ書房、一九八八年

第2章　近代ケア論の出発点
――〝対象論〟と〝援助論〟の方向軸――

第1節　ケアの原形論のスタート地点

①「首都救貧法」改正過程に見るナイチンゲールの影響力とその思想

イギリスの上流階級に生まれ育ったナイチンゲールが、貧困層の増大とそれに対応する社会組織機構の腐敗《ふはい》からくる当時の社会病理現象に心を砕《くだ》き、その改善運動の一環として看護組織の改革に取り組み、同時に看護師教育を創始したという事実は、すでに多くの人々の知るところとなっているが、彼女の仕事は救貧院の組織改革とその処遇改善というところまで及んでいたことを知る人は少ないであろう。

なぜ、ナイチンゲールが救貧院の実態に関心を持ったのかという疑問に答えるためには、ナイチンゲールの生《お》い立ちから始まる長い歴史を語らなければならなくなるので、この点については、詳細に書かれた〝ナイチンゲール伝[1]〟や、これまでの筆者の数点の研究論文[2]を参考にしていただきたい。本著では、上記テーマに関する史実を紹介するところから始めることにする。

事の起こりは、ナイチンゲールが一八六一年にリヴァプールのウィリアム・ラスボーンという人物から1通の手紙を受け取ったことから始まる。「彼はリヴァプールの商人と船主たちの間に代々君臨してきた一族の長男として、一族が組織する会社の筆頭社主の地位を継ぐべきウィリアム・ラスボーン六世であり、博愛と自由主義精神の伝統を受け継いできた人であった[3]」が、リヴァプールの貧民街に暮らす人々の生活に触れた彼は、貧しい人々の自宅に放置されている病人の実態の改善に乗り出す決心をし、自ら地域訪問看護の制度を組織し、訓練された看護師一人とともに仕事を開始したのである。しかし、きちんとした訪問看護制度を作るには、訓練を受けた多くの看護師の存在が必要であると気づき、そのための援助と助言をナイチンゲールに求めたのがその手紙であった。この訪問看護に関するテーマは、本著第3章の第2節で詳しく触れることになるのでここでは省略するが、そのラスボーンは、同時にリヴァプールの救貧院の改革にも着手する決心をしていた。そこで一八六四年一月に、再びナイチンゲールに今度は救貧院改革のための援助を求める依頼をしてきたのである。彼からの依頼内容は、リヴァプールの救貧院に訓練された看護師団を送ってほしいというものであった。

これは一見簡単そうに見える依頼内容であるが、当時の救貧院行政のもとでは、職業看護師を救貧院に採用するということは、ほとんど前例がないだけに大変面倒《めんどう》な事柄であった。さらに決定的なことは、当時はまだ訓練された看護師はイギリス国内にほんのわずかしかいなかったことである。ちなみに、ナイチンゲールのクリミアでの業績を讃えて集められた基金をもとにして、「ナイチンゲール看護学校」が開設されたのは一八六〇年のことである。

したがって、ラスボーンから要請された当時は、まだわずかな卒業生しか世に送り出しておらず、そもそも訓練を受けた看護師の存在そのものが希少な時期だったのである。しかしながら、この依頼は救貧院の実態をもっと詳しく知りたいというナイチンゲールの関心を高め、本格的な調査に乗り出すきっかけを作った。

ちょうどその年（一八六四年）、ティモシー・ダリーという男が、ホルボーン救貧院で死亡した記事が新聞に掲載された。「その死は管理上の手落ちから生じた救貧院の不潔な環境が原因であることが判明した[4]」のである。そこでナイチンゲールは、当時の救貧法委員会の委員長チャールズ・ヴィリヤーズ氏に手紙を書き送り、救貧院の看護改革の必要性を訴えた。彼はナイチンゲールに会い、彼女の意見、つまり救貧院の看護改革のためには、救貧院の管理体制全体を変革しなければならないという意見に耳を傾けた。彼は大いに賛同し、それ以降、ヴィリヤーズ氏はナイチンゲールの手足となって働く決心をしたのであった。

　そうした経緯《けいい》を経《へ》てナイチンゲールは、ロンドンにおける各救貧院およびそのなかに付属している救貧院病院の実態調査をすべく進言し、自ら〝質問調査紙〟を作成し、ヴィリヤーズ氏の承認を得て配布するという段取りをとっている（ナイチンゲールは調査とその結果が示す数字を考察するのが得意な人であった。また彼女は統計学にも長《た》けており、統計学者としても名前が通っていた）。調査紙が送付されたのは、一八六五年二月のことである。

　その年の三月、ナイチンゲール看護師たちにリヴァプール救貧院で働く許可がおりた。そこでナイチンゲールは、看護学校の卒業生のなかで最も優秀なアグネス・ジョーンズという看護師を総看護師長に抜擢《ばってき》し、12名のスタッフを付けて派遣《はけん》した。ここからはアグネスの腕の見せ所となるのであるが、彼女は「ロンドンデリーのジョーンズ大佐の娘で、ジョン・ローレンス卿の姪にあたり」[5] ナイチンゲールの再来を思わせるような優秀な看護師として育っていた。事実、彼女の働きは際立《きわだ》っていた。後にナイチンゲールがアグネスの働きを「ユナとライオン」(6)という文章のなかで紹介しているが、獰猛《どうもう》なライオンを手懐《てなず》けたユナ姫にたとえて、アグネスの救貧院における患者たちとの結びつきを高く評価している。救貧院の「病棟は地獄さながら、群《むれ》なす貧民患者の生活は畜生《けだもの》以下で、悪習、無知、痴行のかずかずが彼女をとりまき、飲酒が横行し、貧民仲間から選ばれていた看護者のうち三五人は、その飲酒癖のため最初の一ヵ月で解雇しなければならないほどであった。至るところ不道徳と不潔が蔓延《まんえん》し、患者は七週間も同じ下着をまとい、ベッドの交換は一ヵ月に一度、食物は不足して飢餓に近く、院内には自由勝手に酒類が持ち込まれていた。患者数は一、三五〇という多数にのぼり、時には一、五〇〇人にも達することがあった(7)」という。この記述からも、当時の救貧院の生活実態を把握することができよう。

さて、ナイチンゲールが説く看護を実践に移していったアグネスたち看護師によって、その行動の成果が現われはじめるのに、そんなに時間はかからなかった。

「病院に夫を見舞う老妻たちは、ロンドンの看護婦たちがきて以来〝施療病院は素晴らしく変わった〟と報告し、慈善訪問をする貴婦人連も彼女を褒《ほ》め讃え、医師たちは看護婦の増員を要望した(8)」という事実から、救貧院における最初の改革の試みは大成功であったことがうかがえる。そこでこの事実に自信を得たナイチンゲールは、次の行動を起こしていった。つまり、救貧法の改正に向けてである。

ここからは、ナイチンゲールという人物の存在と実力が、当時においていかに大きなものであったかを物語るものである。彼女は決して単なる看護師ではなかった。時の政界の要人たちとつながりを持ち、自らは黒子《くろこ》に徹《てっ》して決して表面には出なかったが、イギリス国民の健康問題に関するテーマには、必ず何らかの意見を進言して政界を動かしていたのである。この時にも先のヴィリヤーズ氏をはじめとして、首都地区救貧法監視官ファーナル氏に密接に接近し、自らの改革案を提案し、実現の方向に向けて強力な体制を築き上げようとしていた。ナイチンゲールの救貧法改革案は、以下の３つの基本原則にもとづいて作成された。

> A　病人、心身障害者、老人や病弱者ならびに子どもは、あくまでも別々に、それぞれの適当な施設に収容されるべきであって、現行のようにすべての人々を無差別に収容してはならない。

このテーマは、本著第１章で見てきたように、救貧法が制定されて以来、長い年月のなかで繰り返し問題になってきた事柄であるが、ナイチンゲールのようにはっきりと、その根拠をもって断言した提案は初めてではないだろうか。ナイチンゲールは次のように述べている。

「貧しい病人の看護や管理は、貧民のそれとはまったく別物なのである。病院は病気を治すためにあるというのに、何故、施療病院は病気を治す目的を持たないのか？　もっぱら窮貧を予防するという観点から考えれば、こんな馬鹿げて見当外れなことがあろうか？……二種類の違った性質の管理がなければならない。一つは病人、虚弱者、老人、精神薄弱者、そして、とりわけ子供を対象としたもの、もう一つは貧窮者を対象としたものである。いったんこの原則さえ明瞭になれば必然的に、病人や虚弱者の治療に適切な施設が必要ということになってくる(9)」（傍線は筆者）と。

この提案は、自らの力では生きていくことのできない人々と、自立して生きていける健康な力のある人々とを、分離させるものであるととらえることができる。つまり〝援助の質〟を明確にするために、貧民をひとまとめにしてとらえるのではなく、〝対象別〟に必要なケアのあり方を考え、病人や老人や障害者などは各々の施設に分離してケアに取り組むべきであるという提案が本腰を入れてなされたのである。ここに〝近代的看護ケアの対象となる人々〟が明確に認識されることになった。

Ｂ　管理体制としては、一本化された中央管理体制が必要である。

この提案は、〝ケアの組織づくり〟のために打ち出されたものであった。当時のように教区ごとに管理体制が異なるような組織のもとでは、ケアの質がばらばらになるばかりでなく、空きのある施設とまったくない施設がどこにどのように存在するかも把握できず、ケアが必要な人々に平等で適切な処遇が行き届かない。そのために、すべての救護施設を1つの中枢《ちゅうすう》管理体制のもとに置いて、センターがその利用状況を絶えず把握し、全施設を最も経済的に活用できるように体制づくりを進めるべきであるというのが、ナイチンゲールの意見であった。

この場合、中央管理体制を地方行政レベルに置くのか、また国レベルにまで拡大して考えるのか、そのあたりのことは資料からは判断できない。しかし、この時期にナイチンゲールが、数十年を先取りした意見を出していたことは驚嘆《きょうたん》に値《あたい》する。なぜなら、こうした発想で、イギリスにおいて中央管理システムが整備されるのは、地方行政レベルで一八八八年であり、国レベルにおいては、なんと一九四八年であるからである。

Ｃ　病人や心身障害者などのケアと治療のために適切な施設を設けるには、土地や施設の統廃合が必要であり、またこれまでのような教区内の救貧税に頼るのではなく、一般地方税の適用が不可欠の条件である。

この提案はケアのための経済性と効率性をうたったものである。財源はすべて一般地方税に頼るべきであるという主張の裏には、教区内の税金だけで賄《まかな》われ、職員の任命などにも絶対権を持つ地区の権威者によって行われているような現行《げんこう》の制度では、不正な利権漁《りけんあさ》りが横行《おうこう》するのは避《さ》けられないという考えがあったからである。そのうえ、各救貧院において適正な治療が行われるためには、首都ロンドンでさえ負いきれないほどの出費がかかるのであるから、その財源をきちんと確保すべきであるというのがナイチンゲールの意見であった。この発想は、医療扶助《ふじょ》の公的性格を主張したものと受け取ることができる。

これらの提案は〝救貧院改革のＡＢＣ(10)〟と呼ばれている。

さて、このナイチンゲールの提案は、救貧法庁長官ヴィリヤーズ氏に引き継がれていった。彼は監視官のポストに初の医官《いかん》エドワード・スミス氏を任命し、ファーナル氏とスミス氏にロンドンの全救貧院と看護の実態を調査し、可能な改革案を提出するように求めた。結果はファーナル氏によってまとめられたが、提出された報告書は、文体から見るかぎりその大部分はナイチンゲールによって書かれたものであった。報告書の内容の一部は、第１章の第３節ですでに紹介したが、報告書には次のような提言もなされている。

「各患者に最低一、〇〇〇立方フィートの空間と一ベッドあたり最低八〇平方フィートの面積を提供する。貧民看護婦を廃止して、正規の有給看護職員を各病室に満遍なく昼夜配置する。各医官に充分な給料を支給する。必要があれば住み込みの医官を採用する。地方税から薬剤費を支払う。患者を厳密に選別し、別々の病室に収容する。慢性病患者、老齢の病弱者や回復期の人には昼間の居室を提供する。

これらを実現するには、首都の救貧院病舎を建て直すとか、改造するよう指示するだけでは不充分であり、救貧院の病人に満足な治療を保証できない。なぜならば救貧法庁にはこれらの指示を救済委員会に完全に実施させる法的権限がないからである(11)」

上記の内容を受けてファーナル氏は、救貧法庁が救済委員会にこれらのことを実施させられるように権限を持たせるべきだと主張したし、病院は首都の救貧院とは建物を別にすべきであるとも力説したのであった。

これもまた前章ですでに述べたが、この時期にはランセット誌がロンドンの救貧院病院の実態調査に乗り出してその報告書をまとめるなどの動きもあり、結果として「ロンドン救貧院病院改善協会」が結成された。この協会も代表団を救貧法委員会に送って早急の改善を要求したので、ヴィリヤーズ氏は、即刻《そっこく》立法改正の動きを起こしていった。ここに首都救貧法成立のための条件は整ったかのように見えた。しかし、一八六六年六月に自由党政府が倒れてしまったのである。ヴィリヤーズ氏は退官し、首都救貧法案は葬《ほうむ》られてしまった。

ヴィリヤーズ氏に替わって救貧法庁長官の座についたのは、ゲイソーン・ハーデイであった。ハーデイ氏は、最初まともに首都救貧法案を取り上げる気持ちはなかったが、猩《しょう》紅熱《こうねつ》の流行が再びロンドンを襲《おそ》ったことをきっかけにして、彼は議会に首都救貧法案を提出したのである。陰でナイチンゲールの積極的働きかけがあったことも功《こう》を奏《そう》して、このまま法案は議会を通過し成立してしまった。一八六七年三月のことである。この時、ナイチンゲールは嬉々として次のような手紙を友人に書き送っている。

「われわれはいくつかの目的を達成しました。救貧院から精神障害者二、〇〇〇人と、熱病と天然痘の患者八〇人、それに子供全員を移動させること、(そして教区税を軽減するために一般財源の中から彼らの必需品を支給すること)、医官や婦長、看護婦ら全員の給料は(教区税からでなく)ロンドン市の市民税の中から弁出すること、また病人はすべて別の建物(その建物も改善されるはずです)に移すこと、これらの病人のために、救貧法委員会の指名による新しい貧民救済委員会を設置すること、などです。でもこれはほんの手始めで、やがてはさらに多くの成果を挙げることでしょう[12]」

ここにナイチンゲールが主張してきた救貧院改革3原則のうち、AとCの2つが実現したのである。つまり救貧院の病人、精神障害者、老人、子どもを、他の一般の健康な貧民と区別し、分離収容すべきであること、またそのための財源は教区税からでなく、市民税から拠出《きょしゅつ》すべきであること、この2点である。この法案の通過は、近代的扶助制度の端緒《たんしょ》を開いたものと認められており、法案の生成のプロセスにおけるナイチンゲールの功績《こうせき》は、世間ではほとんど知られていなかったが、多大なものがあったと理解することができる。

この点について、エイベル-スミスは、「一八六七年の首都救貧法は、英国社会史の重要な一里塚であった。この法律は、貧民への病院の提供が国の責務であることを初めて明確にしたものであり、それゆえに約八〇年後の国民保健サービス法につながる重要な第一歩を印すものであった[13]」と評価している。

②ケアの対象の明確化と2方向の援助

「ケアの原形論」はここからスタートすることになる。

つまり、〝専門的ケア〟のありようを検討していくに際しては、いつでも初めにその〝対象者〟を見極めるところから出発するのである。イギリスにおける近代ケア論は、こうしてナイチンゲールによって、ケアの対象者が分別されていくところからスタートした。その対象者とは、まずは病人であり、老人であり、身体障害者であり、精神障害者であり、子どもたちであり、さらにこうした人々のグループとは別に、働く能力を持ちながらも他人の援助を受けなければ生活不可能な貧民たちのグループであった。

それぞれには、その対象特性に合わせた形での〝ケア〟が必要なのである。つまり〝ケア〟は、対象が求めるものによって、その提供の質を変化させなければならないということが、ここで確認できるわけである。病人には病人のケアが、老人には老人のケアが、子どもには子どものケアが、また障害者にはその障害の性質に合わせたケアが、さらには貧困で生活苦に喘《あえ》いでいる人々には、その人の持てる力に応じたケアが求められていることになる。

もちろんこの時点で、今日のようなケアシステムがイメージされていたわけではない。

病人には病人のケアが、老人には老人のケアが、さらに子どもや障害者には彼らに適したケアが提供されなければならないと、はっきり明文化され、ケア体制が整えられるようになるには、人類はこのあと数十年の歳月を待たなければならないからである。しかし、ここではナイチンゲールによって、救貧院におけるケアの対象者が分別されていったことだけは確認しておきたい。彼女の主張をもう少し詳しく聞いてみることにしよう。

これは救貧院に収容されている貧民へのケアに関して、２種類の別々の対応策が必要であると述べた文章である。

「救貧院にいる身体健全な貧民が受ける援助は、健康に生きていくために最低限必要な援助に限るという点では法律は完全に正しい。ある階級の人々が被救済民へと堕《お》ちていくという不変の傾向に対しては、何らかの阻止《そし》案が講じられなければならない。この必要性については、いたる所のあらゆる救貧院の管理上多少なりとも常に意識されている。

しかし病人を治すためには、まさにこれと正反対の条件が必要であり、目的もまた正反対である。われわれは病人を治すことによって病人自身およびその家族が被救済民に堕《お》ちるのを予防することができる。被救済民が生じるのを阻止する方法をもって病人を治すことはできない。貧しい人間は病気になったその瞬間から、事実上、被救済民の発生を阻止するための諸方法の合法的対象ではなくなるのである。その反対に、最良の方策と経済は、その人間が自分の仕事に再びつき、地方税を費やす存在ではなくなるよう、できるだけ速《すみ》やかに彼の病気を治すことである」(14)（ルビは筆者）

これは実に明確に援助の2方向を示した文章である。指摘されれば当然のことであり、今日のわれわれの思考から見れば、これまた当たり前の指摘なのだが、こうした発想と提言は当時のイギリスにおいてはきわめて新鮮なものであったことだろう。病人のケアと身体健全な貧民へのケアとは、まさにその援助の具体的あり方は正反対なのである。つまり、病人にはその病気が1日でも早く治るような環境を与えなければならないが、健康な貧民に同じ環境を与えたのではその人は何もしなくてもよくなり、その人の自立を削《そ》いでしまう。反対に苛酷な環境条件を病人に与えたら、病人の回復は妨げられてしまうのである。したがって、その人の生命力を広げるという援助の目的は共通であり、同一であっても、それを実現させるための方法においては、対象特性によって常時その内容を変化させなければならないということになる。この文章はそうした点を明らかにしたのであった。

さて、ケアの歴史はここから2つの枝に分岐《ぶんき》して流れていくことになる。その1つは、看護的ケアの枝であり、もう１つが福祉的ケアの枝である。そのうちの看護的ケアは、主に病人や身体が弱った老人や心身障害者を対象とし、一方の福祉的ケアは、このスタート地点においては、身体健全な貧困者を主な対象として、その〝生活の自立〟や〝社会的自立〟をめざして展開されていったのだと理解できる。この場合、老人や心身障害者であっても、病気や衰弱がなければ、当然、看護的ケアの対象にはならなかったであろう。

こうした事態を別の言葉で表現すれば、看護的ケアは、福祉的ケアから独立して１つの専門領域を確立したともいえるであろう。

英国における貧困者を救済するには、「２種類の違った性質の管理（援助）」が必要だったのである。

第２節　貧民概念の〝近代的変換〟への一過程とその内容

①ナイチンゲールの〝病者〟を見つめる眼

前節の視点にそった形でケアが展開され、適切な援助が提供されるためには、当時の貧民に対する見方を〝近代的視点〟に切り替える必要がある。つまり、それまでの〝貧困は個人の責任であり、貧民は貧困者ゆえに脱落者で人間の屑《くず》である。したがって、そうした人間の屑（惰民《だみん》）は放っておけばよい〟という社会一般の見方の変更を余儀《よぎ》なくされるのである。貧民を人間としてみなさないという視点からは、決して適切なケアは生まれないからである。しかしながら、この人間観を変化させるには、時代の先を見据《す》えた哲学や思想が必要になる。さらには、社会構造や産業構造そのものが貧困層を生み出しているという社会科学的分析も必要となる。関係者の単なる個人的な気紛《まぐ》れや哀れみや同情などでは、社会の底辺を揺り動かし、根本から変革することなどはとうていできないからである。

大がかりな社会調査が行われ、社会科学的視点が導入されるようになって、貧困問題が社会構造や経済面から分析され、多くの貧困は個人の責任でも人間性の結果でもないと認識されるようになり、新しい救貧への施策が取り込まれるようになるのは、20世紀に入ってからである。

ではそれまでの間、つまり19世紀の半ば頃から20世紀にかけてのおよそ半世紀の間にイギリスで起こった〝近代的変換〟の内容とは、いったいどのようなものであったのだろうか。また貧民のとらえ方を近代的視点に変換させた活動家たちには、どのような人々がいたのだろうか。

このテーマに迫るには、哲学的視野からの探求や社会改革運動の担い手たちによる思想内容の究明、また社会事業家たちの活動形態とその思想の追求が不可欠であり、そうした多角的視野からの学的探求がなされて初めて、近代的人間観の全貌《ぜんぼう》が明らかになるのだと思われる。

この頃から、イギリスの近代的社会事業を促した人々の活躍が目立ちはじめている。たとえば、セツルメント活動を創始したデニスンやバーネットやトインビー、よりよい住宅供給のために取り組んだオクタヴィア・ヒル、ＣＯＳ（慈善組織協会）の設立に寄与したユニテリアンの牧師・ソウリ、道徳清浄運動を始めたジョセフィン・バトラー、感化院《かんかいん》や貧民学校で苦労したメアリー・カーペンター、またリヴァプールの慈善家・ラスボーン、さらには近代衛生学や公衆衛生面で活躍したエドウィン・チャドウィック、工場の改革や精神障害者のための組織化に力を貸したシャフツベリー卿、さらにはロンドンの貧民の状態を科学的に分析したチャールズ・ブースなど、彼らは各種の国家的問題に関心を持ち、それぞれに独自の活動を展開して、その後のイギリスの社会事業を発展させ、ソーシャルワークとしての今日の社会福祉を支える礎《いしずえ》となっている。したがって、彼ら一人ひとりの思想的研究を行うことで、貧民概念の近代的変換過程はかなり明確になるに違いない。さらにこの上に立って、分野論的側面からの研究を重ねていかなければならない。病人に対する処遇の視点の変化、児童に対する視点の変遷、障害者の処遇内容の変遷過程など、分野ごとに対象に向けられてきたその眼が、どのような変化を見せているのかを明らかにしないかぎり、貧民一般が人間としてみなされる過程的構造は明らかにはならないだろう。しかしこれには膨大な研究の積み重ねと、多くの研究者の協力が必要である。したがって、本著ではまず一人の人物の思想を通して、このテーマに接近しようと考えている。それは貧者や病者への視点を変換させたナイチンゲールである。

筆者は、ナイチンゲールを〝近代ケア論〟を確立した人物の一人として位置づけているので、まずはナイチンゲールの思想を通して「人間」や「社会」を見つめる新しい眼を明らかにし、そのことを通して貧民概念の近代的変遷がどのようになされたのかについての、〝確かな一部分〟を切り取ってみたいと考えている。

さて、そのナイチンゲールは、基本的に貧民を完全に一人の「人間」とみなしていた。その基本的視点とは、人間は誰も生まれながらにして平等であり（階級差を超えた存在であるとの意）、それぞれに与えられた能力に応じて、その能力を十分に発揮して生きるその生き方のなかで、その人の人間性が創られるととらえていたところがあった。そして彼女は、人それぞれの人生のなかで与えられる苦難と、その苦難の意味を考えていた人でも

ある。貧困とは、人間に与えられる苦悩のなかでも最大の苦悩の1つであろう。ナイチンゲールは、

「苦難は、それを背負う人の価値を、並みの人間以上に高めるものであり、その人が苦難に耐えている限り、もはや善悪も価値の大小も、敵味方もない。受難者は人間の格付けや道徳的判断といった次元を超えて存在しており、その苦しみそのものが彼らの資格となる(15)」

と考えていたようである。

つまり、貧困という苦難を負って生きている人々は、その人が苦難に耐えて生きていれば、それだけで人間としての価値があると見ていたのである。否、そうした人々は、苦しみもなく、快楽に溺《おぼ》れ、人間としての務めを果たさないで生きる人々に比べたら、はるかに人間的であるとも考えていたところがある。これは自らが生きる上流階級の人々の人間性と比較しての発想でもあっただろう。また、若かった頃のナイチンゲールは、自らの生き方を模索《もさく》していくプロセスのなかで、女性ゆえに自己の能力や思考が1つの活動として結実化していかない苛立《いらだ》ちや絶望感を味わっており、「人間とは何か」「人間は何のために生きているのか」というテーマを、ごく身近に思索していたところがあった。したがって、自らの思索の過程で希求したものは、人間としての解放と自由と成長であり、またそこで

苦しんだ体験から、貧困者の苦しみや立場をより汲《く》み取りやすくしていたに違いない。ナイチンゲールにとって貧困者は、自らが身を置く上流階層の人間と完全に同格の人間であった。そのうえで彼女は、人間への援助のあり方を模索したのである。

もちろんこうした発想と視点とは、今日のわれわれが抱く貧困者への眼差《まなざ》しから見れば限界を感じざるをえない。つまり、当時の貧者たちが置かれた状況は、彼らがどんなに努力しても、またどんなに苦難に耐えようとも、突き破れない〝構造的な貧困〟が存在したのであり、そうした社会構造的な側面からのアプローチが同時になされていかないかぎりは、単に貧者を人間として見つめるだけでは解決しない問題であったということである。

しかしながら、時はそんなに何もかもを同時に解決しながら進むものでもない。社会構造的な貧困というテーマに立ち向かう前段階として、貧者を〝怠《なま》け者〟とか〝人間の屑〟とか〝獣《けもの》〟などというレッテルを貼って見る、その視点を転換しなければならないはずである。しかも、このことは長年の習慣を覆《くつがえ》す事柄であるだけに、そう簡単に成し遂げられるものではないのである。上流階級の人々にとっても、また当事者である貧困層の人々にとっても、それは同じであろう。さらには援助を差しのべようとする人々とても、上下関係で人間を見ることから自らを解放する訓練がなされていなければ、そこには適切な援助は生まれないであろうから、数世紀にわたって浸透していた貧者への眼差《まなざ》しを変革することは、誰にとっても並大抵《なみたいてい》のことではなかったはずである。ナイチンゲールの病者や貧者を見る眼には、それまでにはなかった明らかに新しい変化が見てとれる。つまり、ナイチンゲールの内に芽生え、彼女自らが大切に育てた視点は、当時の支配階層にはまだ浸透していなかった〝近代的人間観〟に立脚《りっきゃく》しているのである。それゆえに、その発想をもって説いた彼女の〝近代ケア論〟は、その後の社会改革に有効な論理として位置づけられていくことになる。

ナイチンゲールの対象の見つめ方と、それに伴う援助論の特質は、彼女のクリミア戦争下における活動（一八五四～一八五六年）を通して考察していくことが可能である。本論旨の展開上、クリミア戦争全体を考察することは避け、必要な点のみに絞って論述することにする。

ところで、一般的にナイチンゲールのクリミア戦争における業績は、「敵味方なく看病したこと」にあると評されているようであるが、これは大きな誤解である。

クリミア戦争は、聖地エルサレムの管理権をめぐって、ロシア対トルコ・イギリス・フランスによる戦いであり、戦争そのものはロシアのクリミア半島で行われていた。

ナイチンゲールたち38名の看護婦たちは、当初はクリミア半島には上陸せず、黒海《こっかい》の対岸に位置するトルコのスクタリの地にある兵舎病院で看護に当たっていた。

ナイチンゲールは一八五四年一一月に着任してから、一八五六年四月に連合軍に和平が宣言されるまでの約1年半の間、自分に下された「トルコ領内の英国陸軍病院の女性看護婦要員の総監督」という肩書きのために、クリミア半島地域での指揮権を認めてもらえず、数回にわたってクリミアの地を訪れては、現地の看護状況を改革しようとは決意したものの、現地の関係者の妨害にあってほとんど実現できなかった。

クリミアの地で傷ついた兵士たちは、舟に乗せられて黒海を渡り、対岸のスクタリで手当てを受けたのである。したがって、ナイチンゲールは戦場における直接的な看護は行なってはいない。まして敵味方の区別なく看病するという条件下で働いていたわけではないのである。こうした誤解を与えたままで、ナイチンゲールを神話化してきた人々の責任は重いと思う。

ここでは、ナイチンゲールのクリミア戦争における真の働きの一端に触れ、彼女の業績を分析してみたい。

まず、スクタリの地におけるナイチンゲールの活動の本質を理解しようと思えば、患者であった兵士たちが置かれた社会的背景と戦争中におけるその処遇条件を無視するわけにはいかないであろう。兵士たちはわずかな給金で雇《やと》われた下層階級の若者であった。したがって傷つき倒れ、運ばれたスクタリの大病舎のなかで、彼らは人間の屑としてしかみなされていなかった。それは本国の救貧院における貧民の処遇と何ら変わるところがなかったのである。与えられる治療や療養のための物資は極端に乏しく、ケアする人間の質も最悪（貧民の貧民による看護が一般的な現状のなかで、当時現地ではオーダリーと呼ばれる男子兵がケアに当たっていた）で、誰もケアの本来のあるべき姿を体得《たいとく》していなかった。食物にしても、不潔な環境にしても、すべてが兵士たちの回復を妨げていた。そして何よりも彼らは人間扱いされていなかったのである。ナイチンゲールの当時の活動内容の詳細については別の機会に述べたので[16]、ここでは彼らが受けたケアを、彼ら自身およびナイチンゲールの周辺にいた人々がどのように観察し、どのように受け止めていたのかについて少し紹介しよう。まずは周囲の人々の目に映ったナイチンゲールの姿である。

「彼女（ナイチンゲール）は伝染病などまったく意にも介さなかった[17]」

「どう見ても危険な患者であればあるほど、また死に瀕《ひん》している患者の場合は特に、彼女は余計その細い体を患者の上にかがめ、力の及ぶ限り患者の苦痛を和らげようと手を尽くし、死によって患者が苦痛から解《と》き放たれるまで、ほとんどその傍《そば》を離れようとはしなかった(18)」

「いかなる病気であれ、重症の患者に女史が気付かないということはまず絶対になかった。時には、おそらくわずか一時間ほど前に入院したばかりの患者のベッドの傍に、もう彼女の姿が見られた。驚くべきことに、こんな患者が病院に到着したことを誰も知らぬうちに、彼女はすでに気付いているのであった(19)」

「弱っている人を元気づける彼女の才能は素晴らしいものであった(20)」

次は兵士たちの言葉である。

「あの方が通り過ぎる姿を目にしただけで、どんなに慰めになったことか(21)」

「彼女は、ある者には言葉をかけ、他の多くの者たちには黙って肯《うなず》きながら微笑《ほほえみ》を投げかけて行った。もちろん、われわれは何百何千人といたので、全員にそうすることは不可能であったが、それでもわれわれは通り過ぎていく彼女の影に接吻《くちづけ》をし、それから満足して再び枕に頭を埋めるのであった(22)」

「女史がここにこられる前は下品な罵詈雑言《ばりぞうごん》が当り前であったが、女史がこられて以来、まるで教会のように清らかな場所となった(23)」

このような言葉を見ただけで、いかにナイチンゲールの振る舞いが当時の常識（病院一般における貧者へのケアの質）を覆《くつがえ》していたかがわかるであろう。下層階級の人々は、それまで上流階級の女性に声をかけられることもなく、このように人間扱いされたことはなかったはずである。したがって彼らにとってナイチンゲールはまさに天使であり、恩人であった。彼女のように貧者たちに人間として接する人は、医師たちを含めた管理者側には誰一人いないというのが現実であったのだから……。

そして当のナイチンゲールはといえば、次のように兵士たちをとらえていた。

「世間の人びとは、兵卒たちは無鉄砲で好色で、手がつけられないと嘆いていますが、私にはかつて一度もそれに同調できることはありませんでした。それどころか総体的にいって、陸軍兵士ほど教育しやすく役に立つ集団をみたことがないといったほうがよいでしょう。もし兵隊たちに、迅速かつ確実な本国への送金の道を開いてやれば、彼らはそれを利用するでしょうし、学校や講義があれば、そこに集まるでしょう。また書物や娯楽や趣味を与えてやれば、飲酒もやめるでしょう。苦難に直面させればそれに耐え、仕事が与えられれば働くでしょう(24)」と。

この視点にしたがって、ナイチンゲールがスクタリの地に創設した事業がいくつかあった。それは回復期に入った兵士たちのために基礎教育を施《ほどこ》す学校を設立したこと、酒場に代わる憩《いこ》いの場として大コーヒー館を建てたこと、図書館を建設して学習を可能にしたこと、そして本国にいる肉親への送金を図るための郵便局の創設などである。こうした事業は今日の福祉事業と何ら変わるところはない。

つまり、ナイチンゲールは回復しつつある兵士たちの内に宿る健康な力に焦点を当て、その力に力を貸すことが彼らへの真の援助であると考え、彼らの福利厚生面の充実にも力を入れたのである。それは単なる同情やセンチメンタルな気持ちからの援助行為では決してない。気紛れや名声を求めてやろうとした人間には、そうした兵士たちの置かれた全体像をつかむことはできなかったであろう。
こうした活動を通して、ナイチンゲールの内に秘められた〝人間観〟を知ることができるように思われる。つまり、彼女は兵士たちを決して貧民扱いしなかったのである。むしろ一人ひとりに対して必要な援助を考えて提供することを惜《お》しまなかった。たとえば、手術患者にはそのすべてに付き添い、重病者には徹底したケア（本国にいる家族への手紙も代筆している）を、そして回復した人々には自立に向けた教育訓練や人間性を高めるための環境づくり、経済面への助力の方法なども考慮しているのである。ここにはケアの確かな眼と実践がある。それは階級差を完全に乗り越えた職業人の眼であり、実践である。

さて、そのナイチンゲールは、帰国後の一八五九年の末に『看護覚え書』を執筆しているが、そのなかで自らが発見しかつ実践した看護について、また医療のあり方について、次のように述べている。

「多くの人びとは内科的治療がすなわち病気を癒《いや》す過程であると思っているが、そうではない。内科的治療とは、外科的治療が手足や身体の器官を対象としていると同じに、身体の機能を対象とする外科的治療なのである。内科的治療も外科的治療も障害物を除去《じょきょ》すること以外には何もできない。どちらも病気を癒《いや》すことはできない。癒すのは自然のみである。外科的治療は手足から治癒《ちゆ》を妨げていた弾丸を取り除《のぞ》く。しかしその傷を癒すのは自然なのである。内科的治療についても同じことがいえる。ある器官の機能が障害されているとする。われわれの知っているかぎりでは、内科的治療は、自然がその障害を除去することを助ける働きはするが、それ以上のことはしない。そしてこのどちらの場面においても看護がなすべきこと、それは自然が患者に働きかけるに最も良い状態に患者を置くことである[25]」

ここにおいて〝看護的ケア〟の本質が明らかになった。ナイチンゲールは、その人の内に宿る自然の治癒力《ちゆりょく》に焦点を当て、その力が最大に発揮できるような条件を周囲に創り出すことが看護的ケアであると述べたのである。その条件とは、つまり生活過程のあり方である。この時から看護的ケアの方向軸《じく》は、生活をケアする方法へと定まっていったのである。

②ナイチンゲールの〝健康な貧民〟を見つめる眼

さて、ナイチンゲールのケア論は、病者や社会復帰をめざす人々に対してだけでなく、身体健全な貧民にも向けられていた。この節においては、福祉的ケアの原点とも考えられるケアのあり方やその対象の見つめ方について、再びナイチンゲールに学んでみたい。

ナイチンゲールは『看護覚え書』を執筆してからちょうど10年後の一八六九年に、「救貧覚え書」という論文を発表しているが、この論文全体のなかで、身体健全な貧民を被救済民にしないためには、社会全体や個人がどのような支援をすればよいかを述べている。

本著の第1章第2節「イギリスの大都市における貧困階層の生活実態を見る」の内容を思い出していただきたい。「救貧覚え書」が書かれたのは、まさにこの時代であり、貧しい人々の生活や救貧院の実態には凄《すさ》まじいものがあった、あの当時においてである。そして、その「救貧覚え書」は次の言葉で始まっている。

「わが国の首都ロンドンでは、毎年七〇〇万ポンドにのぼる金額が、救貧法および慈善事業に費やされている。

しかしその結果はどうだろうか。

救済の対象である貧民は、直接的にも間接的にも増大しているのである。ロンドンの貧民は、過去10年間で2倍にも膨れ上がっている[26]」

この言葉のイメージを明確にするために、いくつかの資料に目を通してみた。

まず当時の人口について。一八七〇年のイギリス全体の人口は、およそ２２７０万人であった。ではロンドンの人口はというと、一八四一年がおよそ２２５万人、そして60年後の一九〇一年には６６０万人と約3倍の増加を示している。また一八八〇年代には５００万に達していたという記録から見て、一八七〇年当時はだいたい４００〜４５０万人前後ではなかったかと推察できる。

次に、当時の人々の収入の平均はどれくらいであったかを考察してみる。この点に関しては、次の文章が参考になる。

「銀行、法律事務所、保険会社、それに鉄道会社で働く事務員は、小売商人とか手工業労働者ではないので、定義上はすべて中産階級に属する。年収三〇〇ポンドというのは、たとえば平均的な開業医の税引き後の収入に相当するが、実質的に中産階級的な生活水準を維持するための絶対最小値と見なされた。しかし、ロンドンの下層中間階級は、たいていそれ以下の稼ぎしかない。下級事務員は、八〇ポンドを振り出しに、最後は年俸二〇〇ポンドまで上がるのを当てにできた。それ以上よい給料を取った事務員はほとんどいない。彼らの多くは最も高い賃金の熟練工ぐらいしか稼げなかった。機関士、熟練した機器製作工や家具職人の平均賃金は、一週三五シリングぐらいか、一年九〇ポンドぐらいである[27]」

これで見れば、年収百ポンド以上の収入があれば、それなりの暮らしができたと考えてよいことになる。また典型的な農業労働者6人家族の年間収入が30ポンドの時代であることを、思い起こさなければならない。彼らの家賃は、年間5ポンドであったのである[28]。

このように見てくると、ナイチンゲールの指摘する年間7百万ポンドという金額がいかに莫大な額だったのかが、はっきりしてくる。しかもこの金額は、ロンドンだけで使われていた額だという。こうした事態がいかに税金を払える階層の人々にとって負担であったか、想像を絶するものがある。

この点についてナイチンゲールは、次のように言う。

「この惨状はあまりにも切迫した事態なので、救貧法を制定した当局や慈善事業家、博愛主義者それに政治経済学者でさえも、事態がどのような方向に向かっているかということを熟視《じゅくし》することなしには、出費をすることも、出費を是認《ぜにん》することも、あるいは出費を拒否することすらもできなくなっているのである(29)」

救貧行政や慈善事業がいかに行き詰まりの状態にあったかということは、こうした言葉に触れれば容易に想像できよう。国全体を動かすことに力を持ち、当時のイギリス社会を歴史的に指導できる立場の人々は、ナイチンゲールをも含めて、この問題に目をつぶって通り過ぎることはできなかったに違いない。さまざまな提言や意見や行動が現象化《げんしょうか》されていくなかで、ナイチンゲールの提言は当時の人々の注目を集めるところとなったという。

ビショップによれば、「ロバート・ローリンソン卿は、一八六九年三月一一日、〝私がカーライルに会った時、彼は、ナイチンゲールの論文は、最近自分がこの問題に関し読んだものの中で最も現実的なものであり最高のものだと思うと語っていた〟と記している(30)」とある。トマス・カーライル（一七九五〜一八八一）は、詩人哲学者として当時、名高い人物である。彼は一八四三年に友人に向けて次のような手紙を書いている。「わたしは、目下、〝過去と現在〟という本にかかりっきりになっています。これは道徳、政治、歴史にかかわる、かなり烈しい弾劾の書ですが、それというのは、このイギリスで行なわれていることにたいし、わたしは強い怒りを感じているからです。そして、貧民救済法のバスティーユ［救貧院のこと］のなかにいる二〇〇万の人びとが、どのイギリス人にむかっても、〝あなたは、わたしたちのために弁じて下さらないのですか？〟とうったえているように思えてならないからです[31]」と……。カーライルも、人間復権というテーマのために闘った一人である。では、カーライルをしてこのように言わしめたナイチンゲールの提言とは、いったいどのような内容であったのだろうか。

「慈善事業にあたって考えなければならない第一のことは、何であろうか。それは、われわれは神とも、また他のあらゆる同胞とも同じ絆《きずな》で結ばれているということである。それゆえに、痴愚《ちぐ》な老女やうす汚い子どもたちに対して、虐待《ぎゃくたい》したり、無視したりする（これは虐待という行為のうちでもっとも悪い）ことは、全能の神に対する一種の反逆である。神を愛することは、人々を愛することと同じである。しかし人々を貧困状態に陥《おとしい》れるようなことがあれば、それは神を愛していることにも、また人々を愛していることにもならない[32]」

この文章は、貧民は人間の屑であり、脱落者であるから放っておけばよいという、当時の社会の風潮に対する烈しい批判の言葉ととれる。人間は誰でも同じ絆《きずな》で神と結ばれているのだという表現は、人間の対等性を強調したものであり、苦しむ人々や援助を求めている人々を放っておいたり、無視したり、虐待《ぎゃくたい》したりすることは、人の道に背《そむ》くものであると訴えているのである。現在では、人間をとらえるときにごく当たり前になっていることの前提条件が、当時の支配階級の視点にはまだ据《す》えられていなかった。ここにナイチンゲールの言葉の重みがある。そしてこの視点こそが、貧民概念の〝近代的変換〟要素の重要なポイントになるものである。こうして「人間の対等性」を訴えたあと、ナイチンゲールは自らの援助論を繰り広げていく。

「手足を動かせるような人々、つまりは健康な貧困者は、なんとかして自立できるものである。

われわれがまず第一にすべきことは、あらゆる病人（無能力者たち）に、彼らが治療や世話を受けられるような場所を提供して、彼ら全員を救貧院からそこへ移すことである。これについてはかなりの規模で行われつつあるし、また実行されようとしていることでもある。

その次になすべきことは、飢餓《きが》状態にある人々に、彼らが自活していけるように、その方法を教えることであり、飢餓状態にあるという理由で、決してこうした人々を罰することではない(33)」

この指摘の第一点目は、本著第2章第1節で詳細に見てきたとおりである。つまり、病人や障害者や老人や子どもたちは、健康な貧民と区別してケアの方法を考えるべきであって、混合収容した建物のなかで過ごさせてはならないという発想が、ナイチンゲールの考えのなかには色濃くあったのである。そして、結果として、ナイチンゲールが指摘した方向に、イギリス社会全体は動き出していたのであった。

残る対象は、健康な力を持っている貧困者たちの群れである。彼らに対する援助はいかにあるべきか。それは、彼らが自立していけるように、その方法を示し、教えることであり、決して当時行われていたように、彼らを貧しいがために罰することではないと言う。罰するとはどういうことかというと、当時の救貧院はその名のとおりワークハウスであり、住む所のない人々を収容して働かせる目的を持って建てられた場所である。したがって、救貧院に収容された人々は、働く体力があれば、そこで技術を身に付けるのではなく、非生産的な単純作業（たとえば、まいはだ作りや石割り作業など）をさせられていたのであった。それは苛酷な労働であるばかりでなく、まったくやり甲斐《がい》のない、空《むな》しい仕事であり、無駄な骨折り仕事であった。こうした仕事をさせられること自体が、見方を変えれば〝罰〟ともとれるような処遇内容であったのである。当然のことながら、そうした方法では彼らを本当には救えないし、また閉じこめて働かせること自体、何の意味も持たなかった。ナイチンゲールの同様の指摘は、次の文章のなかにも表われている。

「身体が丈夫で前科のない貧困者に関するかぎりは、彼らに対する救貧法の本来の目的は、彼らに罰を与えたり、食べ物を提供したりすることではなく、彼らを勤勉で自立できる人にするために、訓練を施すことである。それはある意味では、読み、書き、計算といった国民教育の一分野が引き受けるべき事柄であり、またそれは国民の間で〝共通認識ができている良心のあり方、つまり道徳〟を教えることによってなされていくことであろう(34)」

短い言葉のなかに表現されているこの視点こそ、福祉的ケアの原点であり、今日にも通じる基本的なものの見方である。

〝健康な貧民を援助する〟ことは、すなわち彼らが自らの力を使えるように、その使い方を教えること、そして訓練する道や働ける場そのものを用意することだと、ナイチンゲールは言うのである。ものやお金を与えることは、彼らを駄目《だめ》にすることとすらある。本当の援助とは何かという点について、この論文は時代や国を超えて語っているように思える。

この視点は、まさに現在のソーシャルワークそのものの視点でもある。

第3節　看護的ケアと福祉的ケアに共通する〝ケアの目的論〟の形成

さて、前節においては、看護的ケアの対象である〝病者《びょうしゃ》〟や〝虚弱者〟を見つめるナイチンゲールの眼差しと、福祉的ケアの対象である〝健康な貧民〟を見つめる彼女の視点を考察してきたわけだが、そこに流れる視点には共通するものがあることに気づかされる。それは〝その人が持つ生命力〟や〝持てる力〟また〝健康な力〟や〝残された力〟といったものにケアの焦点を当てているという点である。

貧しい人々や病者に注ぐナイチンゲールの眼差しは、決して〝同情〟や〝憐《あわ》れみ〟などではなく、彼らを一人の人間と見たうえで、彼らの生活や健康をどのようにして守ればよいのかというところに注がれていた。その眼差しは、当時の人々の人間を見る眼に大きな変換が必要であることを教えている。つまりそれは〝人間が個体として持っている健康な力の存在〞を信じることでもあった。ナイチンゲールは、〝人間の持てる力〞に限りない信頼を寄せることからケアは始まるのだ、ということを説いたのである。

それはまた、病者が治癒していく過程での生命力への信頼、貧者が社会的に自立していく過程での生命力への期待など、人間という生物が持つ生命の仕組みへの関心と、社会関係のなかで育まれる人間性そのものへの関心という、二重の関心に支えられて初めてケアワークが成立することを、ナイチンゲールの実践と論理から学ぶことができるということでもある。つまり、人間を単に宗教や政治や慈善の対象にせず、生命を持つ1個体として押さえつつ、その個体が健康な生活を維持していくのに必要な条件を整えていくことが、ケアの本質であると押さえなければならないのである。この点においては、看護的ケアも福祉的ケアも同じ目的を共有していると理解して、間違いないだろう。

本節では、さらに両者に共通する〝ケアの目的論〞を明らかにしておきたい。

〝貧しくて健康な人々〞へのケアは、前節第2項で述べたように、彼らの持てる力を活用して、自立した生き方ができるように、援助することである。こうした援助においては、当然その背景に教育や訓練というテーマを伴う。あるいは、労働市場の開放や準備などという、経済的、政治的側面が深く関与してくる。したがって、健康な貧民への援助というテーマは、いつも国家体制や国家経済のあり方を含めた、その国の社会保障のあり方と絡《から》めて検討していかざるをえないし、そうした側面が濃厚に映し出されることになる。福祉的ケアの原形は、公的扶助論と抱き合わせで論じなければならないのは、当初の対象が、健康な力を持った貧民たちに置かれていたからにほかならない。

それに比して、病気の人々や一人で生きていけない障害者や老人や子どもたちをケアの対象にした場合には、もう少しきめの細かな論理を用意しておかなければならない。もちろん基本的ケアの視点は、健康な貧民に対してそうであったように、その人の持てる力、健康な力、あるいは生命力そのものに注《そそ》がれるのであるが、そうした力にどのように対処し、どのようにそうした力に力を貸せばよいのかを見極めておかなければならないだろう。

そのための必要条件は2点ある。

まず第一点目は、人間を生物学的視点からとらえることである。なぜなら、病気とは、生命体に現われたその人の持てる力や健康な力の働きの結果であり、まさに生命の法則の現われであるからである。また病気とは言えない障害や老いなどの現象も、生命の法則に則《のっと》って起こる生命現象の一部だからである。

第二点目は、その個体が健康を維持していくためには、その人の周囲に健康な暮らし（生活過程）が用意されていなければならないということである。なぜなら、人間という個体は、暮らしを営むことによって、その生命過程を支えている生物だからである。したがって、暮らしのあり方が不健康になれば、結果として生命体はその内部の法則どおり病んでくるのである。

この2点から、看護的ケアの原形は明確になるはずである。すなわち、看護的ケアにおいては、病者の内で起こっている〝自然の治癒過程〟が順調に進むように、またそうしたプロセスを妨げないように、その人の持てる力（この場合は修復能力や自然治癒力）に力を貸すことである。そして、この場合の力の貸し方は、生命体を取り囲む生活過程全体に働きかけて、その人が自らの力で維持、管理できない生活過程の一部分、あるいは大部分を補い（代行し）つつ、その人の内の力が拡大するように持っていくのである。

以上のことから、福祉的ケアと看護的ケアに共通する目的を、次のように導き出してみた。

いずれのケアにおいても言えること、それは対象者の持つ生命力の姿を見据えたうえで、その人の生命の幅が広がるように、持てる力や残された力に働きかけ、生命過程が健康的に整うようにその生活過程や社会過程を整えることである。

この内容は、筆者が提示した「5つのケアのものさし[35]」と完全に重なるものである。

つまり、めざすべきケアの目的を一言で表現すれば、〝人間の健康と、自己実現をめざす自立した生き方の具現化〞にあるということである。

この内容を図で表わすと【図1】のようになる。

この図は、ケアの視点から見た人間の【生命過程】と【認識過程】と【生活過程】と【社会過程】との関係を示してい

【図1】

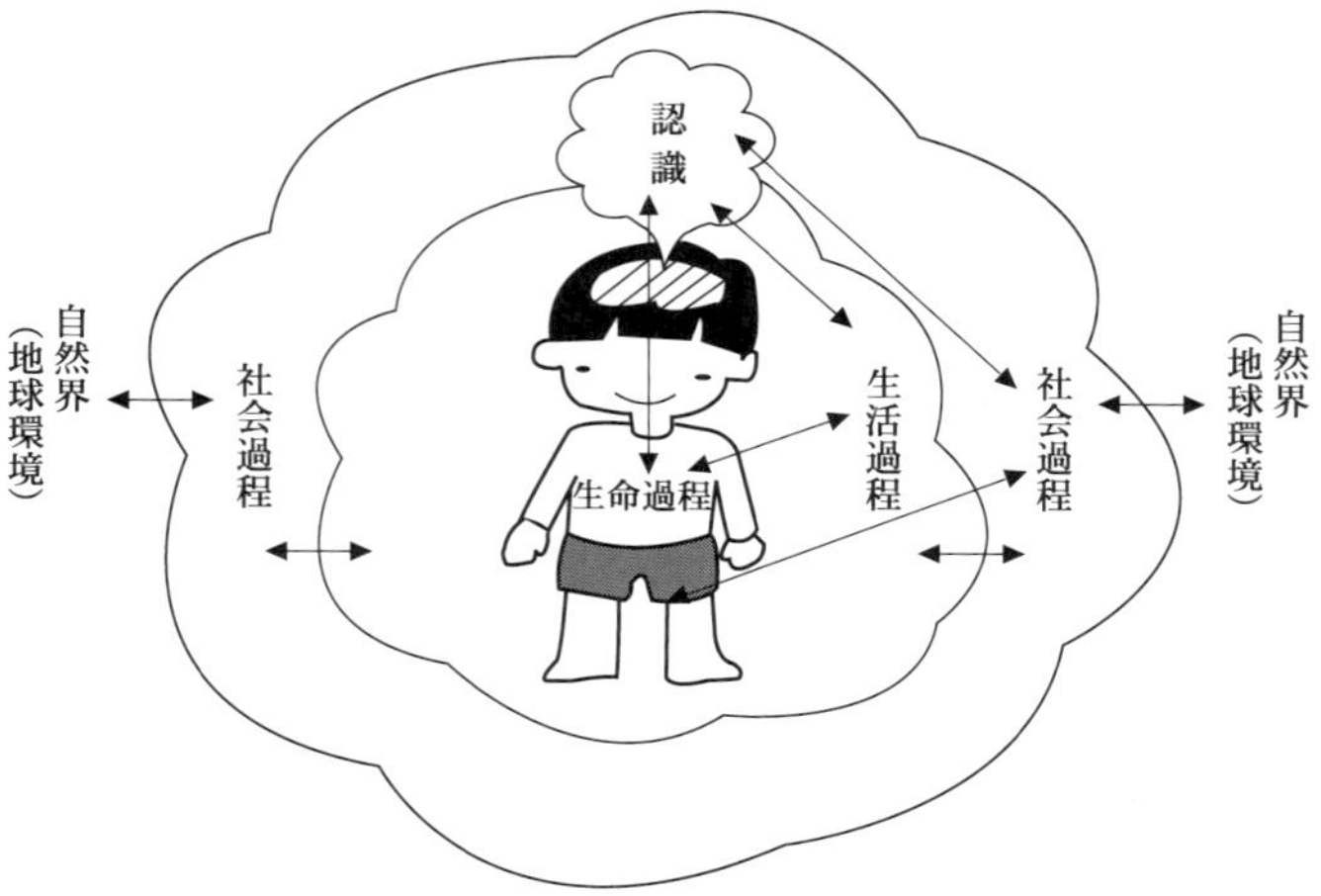

る。

【生命過程】【認識過程】【生活過程】【社会過程】に【自然過程】を加えた５つの過程の関係については、拙著『ＫＯＭＩ理論――看護とは何か、介護とは何か』の対象論[36]において詳しく論じたが、ここではあえて重複を承知で、【生命過程】【認識過程】【生活過程】【社会過程】の四者の関係について述べ、ケアの原点を確認することにする。

用語の説明から入ろう。

1　【生命過程】とは、生物としての人間に見られる生のありようであり、それは生命そのものを生かしている身体内部の解剖生理的な構造や機能（働き）を指す。

2　【認識過程】とは、人間の脳の働きである精神的な機能のすべてを含む概念であり、〃知的な働き〃と〃情緒的な働き〃とに区別できる。記憶したり、考えたり、思ったり、感じたりする力のことで、一般的に心と呼ばれているものとほぼ等しい。

3　【生活過程】とは、人間の日常生活行動のすべてをまとめて指す言葉である。その内容は多岐にわたるが、生活過程項目が自力で健康的に整えられているとき、人間は自らの尊厳を維持できる。

現在筆者が提唱している生活過程項目は、大項目として15項目あり、以下にそれらを列記する。

(1) 呼吸する
(2) 食べる
(3) 排泄する
(4) 動く
(5) 眠る
(6) 身体を清潔に保つ
(7) 衣服の着脱と清潔
(8) 身だしなみを整える
(9) 伝える・会話する
(10) 性にかかわること
(11) 役割（有用感）を持つ
(12) 変化を創り出す
(13) 生活における小管理
(14) 家計（金銭）を管理する
(15) 健康を管理する

4　【社会過程】とは、個々の生活過程を維持していくのに必要な、あるいは個々の生活に大きく影響する社会的環境や条件のことで、その国の政治、経済、教育、福祉、文化などが、この内容に関連している。ここでは自然環境条件をも含ませて考える場合もある。

次に、この四者の関係を述べていこう。

・人間の【生命過程】には個別性はほとんどない。あらゆる人間は生物として共通の法則のもとで生きている。

・【生命過程】の質は、【認識過程】【生活過程】【社会過程】のありように大きく影響される。つまり人間の生命は、生活過程や社会過程を通して維持されており、またその人の心のありようによって、生命の質や幅が左右されている。

・【認識過程】は、【生命過程】【生活過程】【社会過程】のありようによって創られる。つまり人間の認識は、その人が生まれて後に、その環境（家庭や友人や社会）のなかで形成される。それは脳神経細胞のネットワークと関連しており、死ぬまで変化しつづけるものである。認識はきわめて個別性が高い。

・人間の【生活過程】と【社会過程】のありようは、人間の【認識過程】によって決定されている。どのような暮らしを個別に営むのか、どんな国や社会を創るのか、またはどんな社会構造のなかで暮らすのかは、すべて人間の認識が関与している。この点は他の生物には見られない人間の特徴であり、その意味で人間は他の生物とは異なる性質を持っていると言える。

・個別の【生活過程】は【社会過程】によって大きな影響を受ける。
・【社会過程】は個別の【生活過程】の総和による質によって変化し、作り変えられていく。

以上のように、この四者は相互に大きな関連を持ちながら、相互に影響しあって存続している。こうした四者の関係を基本にすえると、ケアの本質や目的が見えてくる。

先にも述べたとおり、看護的ケアも福祉的ケアも、その最終目的は「生命過程」と「認識過程」を健康的に整えることにあり、結果として、自立した生き方ができるように「生活過程」を通して援助することである。

つまり、自立した人間であれば誰でも、生活過程を自力で整えたり、社会過程の要素を上手《うま》く活用していくことによって、自らの生命過程の維持をはかっているのであるが、病気や障害や老いなどによって、その過程に中断や妨害が起こった場合には、自らの手で生活過程を完全に維持していくことは不可能になり、人の援助を受けなければ生命のまっとうな維持や回復や修復を期待できなくなる。ここにまず看護的ケアの存在の意味が出てくる。すなわち、看護的ケアでは、その人が自ら行えなくなった生活過程を、代行や代弁という形で整えるという援助を行うことによって、乱れた生命過程や認識過程を健康的な状態に戻そうというのである。

さらに生活過程への援助だけでは生命過程や認識過程の乱れを整えられないときには、その生活過程を支えている社会過程の要素を上手に活用することを通して、生活過程の安定をはかるよう援助していくのである。これが福祉的ケアの姿である。

したがって、看護的ケアと福祉的ケアは相互に補完しあう関係にあり、いずれか一方では、生命過程や認識過程の乱れは完全には回復しないことが多い。ここに両者がその目的を共有しなければならない意味が生まれてくるのである。

以上が、筆者が描く〝ケアの原形論〟の骨子である。

［第2章の註］

（1）ナイチンゲールの伝記については、これまで膨大な量が残されているが、現存するなかで最も史実を忠実に伝えているものとして、次の3点が参考になる。
①セシル・ウーダム-スミス著、武山満智子、小南吉彦訳『フロレンス・ナイチンゲールの生涯』（上・下）現代社、一九八一年
②エドワード・クック著、中村妙子他訳『ナイティンゲール――その生涯と思想』（全3巻）、時空出版、一九九三～一九九四年
③ルーシー・セーマー著、湯槇ます訳『フロレンス・ナイチンゲール』メヂカルフレンド社、一九六五年
また、日本人によって編まれた伝記のなかでユニークなものに、
④長島伸一著『ナイチンゲール』岩波ジュニア新書（一九九三年）がある。

（2）①金井一薫著『ナイチンゲール看護論・入門』第3講、二〇五～二八〇頁、現代社、一九九三年
②金井一薫著「ナイチンゲールへの随想」（1）～(11)、『看護学生』第31巻第1号～第31巻第12号
③金井一薫著「ナイチンゲール物語」（1）～(12)、『准看護婦資格試験』第29巻第4号～第30巻第3号
④金井一薫著「ナイチンゲールの生涯を読む」（1）～(9)、『准看護婦資格試験』第31巻第4号～第31巻第15号

（3）セシル・ウーダム-スミス著、武山満智子、小南吉彦訳『フロレンス・ナイチンゲールの生涯』（下巻）二〇九頁、現代社、一九八一年

（4）同右書、二一一頁

（5）同右書、二一四頁

(6) アグネス・ジョーンズは、36歳の若さでチフスに罹り、救貧院病院での勤務中に生命を落としてしまったのであった。ナイチンゲールは悲しみをこらえて、アグネスへの追悼文を記した。それがつまり「ユナとライオン」である。英国ではこんな物語が残っている。その昔、ユナというお姫さまが森のなかで獰猛なライオンに襲われるのだが、獲物に飢えていたはずのライオンが、ユナ姫のその優しさと美しさに触れたとたん、その猛々しい力は失せておとなしくなり、ユナ姫に付き従ったという話である。ナイチンゲールはアグネスをそのユナ姫にたとえ、救貧院にいる無秩序な集団を治安当局自体が驚嘆するほどの規律ある集団に変容させた、その実力を讃えたのであった。
(7) 前掲書(3)、二一五頁
(8) 同右書、二一六頁
(9) 同右書、二一九頁
(10) 同右書、二一八頁
(11) B・エイベル-スミス著、多田羅浩三、大和田建太郎訳『英国の病院と医療』一〇八頁、保健同人社、一九八一年
(12) 前掲書(3)、二二五頁
(13) 前掲書(11)、一一四頁
(14) ①F・ナイチンゲール著、湯槇ます監修、薄井坦子他訳『ナイチンゲール著作集』(第2巻)、二一一～二二三頁、現代社、一九七四年
②F・ナイチンゲール著、薄井坦子他訳『看護小論集』二二三～二二五頁、現代社、二〇〇三年
(15) 前掲書(3)、二一八頁
(16) 前掲書(2)が参考になる。
(17)～(23) セシル・ウーダム-スミス著、武山満智子、小南吉彦訳『フロレンス・ナイチンゲールの生

涯』（上巻）、二八五～二九〇頁、現代社、一九八一年
(24) 同右書、三二七～三二八頁
(25) Ｆ・ナイチンゲール著、湯槇ます他訳『看護覚え書』二二一～二二三頁、現代社、二〇〇〇年
(26) Florence Nightingale : A Note on Pauperism, Fraser's Magazine, March, p 281, 1869.
本著付録の「救貧覚え書」、二三九頁
(27) Ｌ・Ｃ・Ｂ・シーマン著、社本時子、三ツ星堅三訳『ヴィクトリア時代のロンドン』一二頁、創元社、一九八九年
(28) 長島伸一著『世紀末までの大英帝国』二〇九頁、法政大学出版局、一九九一年
(29) 前掲書（26）、二三九頁
(30) Ｆ・ナイチンゲール著、向野宣之、金井一薫訳「救貧覚え書」（ビショップによる解題）、『綜合看護』第20巻第1号、七九頁
(31) 上田和夫訳『カーライル選集Ⅲ』（過去と現在）、四二七頁、日本教文社、一九七一年
(32) 前掲書（26）、二三九頁
(33) 同右書、二四〇頁
(34) 同右書、二五五～二六〇頁
(35) ５つのケアのものさしは、ナイチンゲール思想をベースに、筆者が考案したものである。このものさしは、ケアの実践の指標となるもので、ケアプランの方向性を導くと同時に、行われたケアの質を評価するときに使用する。
５つのケアのものさしとは、以下である。
　１　生命の維持過程（回復過程）を促進する援助
　２　生命体に害となる条件・状況を作らない援助

3　生命力の消耗を最小にする援助
4　生命力の幅を広げる援助
5　持てる力、健康な力を活用し高める援助

(36)　金井一薫著『KOMI理論——看護とは何か、介護とは何か』四七～五九頁、現代社、二〇〇四年

〔第2章の参考文献〕
(1)　角山榮、川北稔編『路地裏の大英帝国』平凡社、一九九三年
(2)　朱牟田夏雄他『イギリス文学史（増補）』東京大学出版会、一九七二年
(3)　エキスパートナース編集部編『ナイチンゲールって、すごい』小学館、一九八九年
(4)　阿部實著『チャールズ・ブース研究』中央法規出版、一九九〇年
(5)　社会保障研究所編『イギリスの社会保障』東京大学出版会、一九九一年
(6)　小笠原正他編『社会福祉の基礎体系』中央法規出版、一九九〇年
(7)　児玉幹夫著『社会学思想と福祉問題』学文社刊、一九八七年
(8)　M・ブース著、秋田成就訳『福祉国家への歩み』（第4版）、法政大学出版局、一九八三年
(9)　中村優一他編『講座社会福祉（社会福祉の歴史）』有斐閣、一九九三年
(10)　高野史郎著『イギリス近代社会事業の形成過程』勁草書房、一九八五年
(11)　小山路男著『西洋社会事業史』光生館、一九七八年
(12)　柴田善守著『社会福祉の史的発展』光生館、一九八九年

第3章　ケアの組織論の原形

――ケア部門の独立と組織のあり方――

第2章で明らかになった「ケアの原形論」をふまえて、第3章では「ケアの組織論」を明らかにする。

第1章ですでに述べたように、ケアの創設期におけるイギリスでは、極貧《ごくひん》の人々への援助は、身体健全で働く能力のある人々と、働く能力のない人々（病気や障害または老いによって働く能力が備わっていない人々）とに区別されて行われることが大前提となった。

そして働く能力のない人々に向けたケアは、主として看護的ケアとして展開され、身体健全で働く能力のある貧民へのケアは、福祉的ケアとしての性格を持って展開されはじめたと見てよいだろう。この時点から近代看護と近代福祉とは枝分かれして、別々に発展していったというのが、筆者の立てた仮説である。

さらに第2章では、看護的ケアと福祉的ケアの両者に共通するものの見方を明らかにし、特に看護的ケアの核心に触れて、これを「ケアの原形論」と称して、その概要を提示した。

そこで、次の課題として取り上げるべきテーマを第3章として「ケアの組織論」に設定した。本章においては、病人を対象とした看護的ケアシステムが、どのような経緯を経て成立し、その体制がめざした理念はどこにあったかを考察していく。さらにこの貧しい病人に向けてなされたケアを、〝施設ケア〟と〝在宅ケア〟とに分類し、それぞれのケアシステムの生成過程を概観し、重ねてここから導き出されるいくつかの原則を、「ケアの組織論」の原形として位置づけていくことにする。

第1節　ケアワーク創設期における組織論の原形

まず、施設（当時は救貧院）におけるケアシステムの原点を探り、そこから組織のあり方を考えてみたい。

救貧院に収容されている病人（この内の多くは老人であった）の管理システムについて、きちんとした理念のもとに、その管理組織体制づくりに大きな影響を及ぼしたのは、事実上、ナイチンゲールであった。彼女はクリミア戦争から帰還後（一八五六年）に、陸軍病院の看護のあり方を改革し(1)、次いで民間の篤志《とくし》病院の看護組織改善に全力を挙げていた。

その改革の推進力になったのは、ナイチンゲール看護学校の卒業生たちであった。新しい発想のもとで、かつてない規模で本格的な近代看護教育を受けた人々による看護の実践は、社会の人々の通念を揺り動かし、看護師という専門職がこの世の中には必要不可欠なものであるとの認識を世間に広めていったのも、この頃（一八六〇年代半ば）である。

次になされるべきは救貧院病院の改革であろう。もちろん成功の先例として、アグネス・ジョーンズらの働きがあったことはすでに第2章で述べたとおりである。

そして一八六七年……。それは「首都救貧法」が成立し、救貧院の改革とそこに収容されている人々への処遇条件の改善に向けて、国が本格的に動き出した年である。

20世紀半ばに入って大量のナイチンゲール文献を整理したイギリス人、ビショップは、その論文のなかで次のようにその年の状況を述べている。

「首都圏救貧院の収容力について考察するために任命された委員会は、救貧院病院の貧しい病人たちの看護問題について、ナイチンゲール嬢の意見と助言を求めた[2]」と。

委員会の要請を受けたナイチンゲールは、早速一連の助言からなる論文を発表した。それが「救貧院病院における看護」（Organization of Nursing in Workhouse Infirmaries）である。

この論文は一八六七年一月に委員会の議長である王立協会会員の医学博士トマス・ワトソン准男爵《じゅんだんしゃく》に直接宛《あ》てられている。したがって、この論文の内容を見れば、当時の救貧院改革の方向と実際とが手に取るように理解することができるわけである。なぜならば、その後の歴史が証明するように、ナイチンゲールのこの改革案にそって実際に救貧院病院は整備されていったからである。加えて、この論文の価値は、現在のわが国の施設内ケアシステムを思考するときに有力な資料となる可能性が高いところにある。というのは、わが国でも病院内看護組織はおおむねこのナイチンゲールの提案にそった形で整えられてきているが、いまだにナイチンゲール式組織論を実現できないでいるところも見受けられるし、20世紀後半になって発達してきた特別養護老人ホームなどの福祉施設にあっては、ケアシステムのあり方に関してはまだまだ検討の余地があるからである。したがってナイチンゲールのこの論文は、管理組織のあり方の基本を学ぶには、大変貴重な文献であると認識できるのである。

では、〝ケアの組織論〟とは、どのような内容を持つものなのだろうか。この論文を整理してみると、ナイチンゲールは、ケア部門がよりよいケアを提供するためには、いくつかの柱になる事柄を整えていなければならないと論述していることがわかる。

第一に、ケア提供者（この論文では看護師）の教育システムを整え、専門職たる知識と技術と人間性を養うことである。提供するケアの質の善《よ》し悪《あ》しは、教育内容とかなりの程度比例するものだからである。

第二に、ケア部門がその組織全体のなかで独立していることである。そうでなければ、ケアそのものに独自性が備わらず、ひいてはその職種に携わる人々の専門性が希薄になってしまうからである。

第三に、仕事内容の合理化と能率化を図ることである。そのためには、建物の構造を含めて、施設内の設備がケアしやすいように整備されていなければならないし、ケア用の機器や器材が十分に取り込まれていなければならない。また、組織のあり方が能率化や経済効率を促進するような方向で進められなければならない。

第四に、ケア提供者の健康を配慮した労働条件を作り出すことである。どんなに優れた人間を集めても、その人々が労働によって健康を損《そこ》なうようでは、組織としては不合格である。働く者の健康を阻害《そがい》しない条件づくりが組織の長に課せられている。

以上のように、近代的ケアシステムを確立するに当たっては、この4点の内容が実現できるように整えていくことの大事さが見えてきた。以下それぞれの根拠について、もう少し詳しく論じていくことにする。

［第一点目について］

ケアの組織論の中心テーマは、なんといってもケアの専門家を育成することにある。ナイチンゲール以前の看護組織においては、宗教的な背景を持つ特殊な条件のところは別として、そのほとんどに訓練された看護師を置いていなかったし、また置いていたとしてもその地位はたいそう低かった。まして救貧院などのような施設にあっては、有給の看護師すらいなかったのである。この点に関してB・エイベル-スミスは次のように記している。

「一八六六年当時、救貧法庁のごくつつましい要件を満たすだけの有給看護婦を採用していたのは、六つの首都連合区だけであった。ロンドンの四〇の救貧院では、二万一一五〇人の病人や病弱者の世話に、救済貧民でない一四二人の有給の看護婦があたっていた[3]」

「有給の救貧院看護婦には、病院で教育を受けたものがほとんどいなかった。しばしば掃除婦や洗濯女が有給の看護婦に昇進した。――有給の看護婦は救貧法施設の〝看護〟要員の大半を構成する多数の無給の貧民看護婦の監督に多くの時間をとられた。これらの貧民看護婦の水準はきわめて雑多であった(4)」

このような状況のなかでケアが行われていたのである。ケアとは名ばかりで、救貧院に収容されている貧民看護師たちは、「まず自分のための、まともな看護と栄養をほしがって一日中震えながら、セキをしていた(5)」というのが実態であった。したがって、近代的ケアシステムを創設するためには、こうした看護師たちを一掃《いっそう》し、きちんと教育を受けた専門職業人たちにこの仕事を任せなければならなかったのである。そうでなければ、組織の枠組みだけを新しくしたとしても、〝ケア〟の内容までは変化しないからである。

ナイチンゲールは、救貧院の専門看護師を急遽《きゅうきょ》育成するにあたり、1つの方式を打ち立てた。それはまず、規模の大きな救貧院病院に付属の看護師養成所を創り、そこにナイチンゲール看護学校の卒業生を送り込んで教育に当たらせ、その卒業生たちがまた新しく開設される養成所で新人の教育に当たるという方式であった。つまり、訓練を受けた看護師たちはいつでも集団で事に取り組むという方針が立てられたのである。なぜなら、優秀な卒業生がたった一人で、何も整っていない、荒れ果てた施設に赴《おもむ》いても、その力を発揮できないばかりか、つぶされてものにならないことを知っていたからである。ナイチンゲールの意見は以下のようである。

「訓練を受けた看護婦を、彼女がいかに実力があるとはいえ、たったひとり、大きな町の並みの規模の救貧院病院に送り込むのは、一本の針を干し草の束《たば》のなかに置くようなもの、あるいは古着に新しいつぎを当てるようなものであるといえよう。新しいつぎは、ただ古着のほころびを前より大きくするだけであり、しかもそのほころびはすでにかなり大きく、しかもわれわれは、ほころびをふやすために使い捨てできるほど優れた看護婦という大切な存在の貯えを手持ちしているわけではないから、ひとりの看護婦をそこここの浜辺に投げ出すこと、つまり孤島におけるロビンソン・クルーソーのような目にあわせることは阻止すべきであると私は思う。…（略）…手だてといえば、（リバプールの救貧院病院におけるように）訓練を受けた看護監督に彼女の下で働く何人かの訓練を受けた看護婦長をつけて送り込むやり方以外に事態の好転をもたらすすべはないと思う」(6)と。

そして、こうした方法であちこちの救貧院病院の看護改革がなされていったのである。それは大変費用のかかる大掛《おおが》かりな試みであったが、一気に質の向上をめざそうとする時期には、こうした思い切った方法をとるのが最も優れたやり方であることを、歴史は証明したのであった。

この方式は現代にも通ずるものである。病院や施設のケアの質を一気に高めたり、改善しようとするときには、すべての部署に一人ずつ優れた人材を配置する方式をとらずに、優れた人々を1つのチームにまとめ上げ、そのチームがモデルになるような組織（病棟など）を創っていって、その組織のなかで同質の人材を教育しては他に送り出すという方式である。こうした方式で成功する確率が高いことは、看護界では実証されている。

このテーマは、介護の創設期である今日のわが国においても当てはまるだろう。つまり、介護現場に本来の介護を浸透させようとすれば、教育を受けた介護福祉士をあちこちに一人ずつ送り込むやり方ではなく、1つのチームを形成してそこに確かなリーダーを付けて、集団で事に当たらせるやり方が最も早道である。ところが現状における問題は、このリーダーになる介護者がきわめて少ないことである。多くの若い介護福祉士をいくら育てても、彼らをリードできる管理者が不足していたのでは、介護現場は変わることができない。専門職の確立のためには、教育で単に数を育てるだけでは不足で、介護そのものを実現できる実践者をその世界がどれだけ多く抱えているかにかかっている。

ところで、ナイチンゲールの時代、ナイチンゲール以外にほとんど看護の本質を知る者がいない状況にありながらも、この困難なテーマに向かって、ナイチンゲールの主張するところを理解し、後継者《こうけいしゃ》を育て、少しずつ形を整えてきた人々がいたのである。この事実を考えれば、介護の自立に向けた組織化も難しいことではないだろう。今の介護界には、他分野の人々の力を借りずに、自らの力で自らの世界を切り開く覚悟《かくご》をもって実践する人々の存在が不可欠である。

［第二点目について］

ケア部門の独立と自立をテーマにしている第二点目も、大変重要な事柄である。つまり、新しい専門職を創設した場合に、その職業が社会的に独立した組織を形成できるかどうかという問題は、その職業の社会的地位の確保と存続と発展にかかわってくる大事な要素なのである。職業訓練を受けた専門家たちが、自らの力で自らが属する集団やチームのなかで自立した動きをとれないかぎり、真の意味での独立はありえない。

ナイチンゲールが当時最も声を大にして叫んだのはこのテーマであった。つまり看護部門の病院内部における組織的独立である。それまでの病院において、看護師たちの直属の長は病院長であったり、また事務部長であったりして、彼女たちの仕事はことごとく看護師以外の人々によって支配されていたからである。しかしながら専門職となるからには、「確立した看護の組織が病院の管理当局に対して責任を負うという関係[7]」を創らなければならない。ナイチンゲールの意見は明確であった。つまり、

「私がいいたいのは、救貧院病院の財政上の問題や一般監督および全体的管理などの責任は、当局あるいは委員会、すなわちその当局ないし委員会の責任者である管理担当者、つまり院長に帰属させよということであり、看護や内部管理や看護婦の規律などに関する全責任は、その名称は何であるにせよとにかく看護スタッフのひとりの女性の長に帰属させよということである[8]」と……。

さらにその看護師たちの長は、彼女たちのなかで最も優れた看護師がなるべきで、それをナイチンゲールは看護監督（マトロン[9]）と呼んで、そのマトロンに対しては次のような期待を抱いたのであった。

「そこにいるすべての女性に対して権威と規律をもっている人が訓練された看護監督である。彼女は病院のマトロンであり、また病院中で最も優れた看護婦でもある。彼女は自

分の部下の看護婦たちに対して、こうなってほしい、訓練によってこのような看護婦になってほしいという、まさにその模範であり指導者である[10]」と。

ついで、その「マトロンあるいは看護監督は病院の管理当局に対して、自分の部下の看護婦たちの行状、風紀、職務につき、自分の配下の病棟の風紀につき、病棟の清潔につき、病人の世話と清潔、病棟の適切な換気と保温、食事と与薬、浣腸実施等につき、またたとえば小包帯交換などの実施につき、リネン類や寝具等そしておそらくは患者の衣類の世話などにつき、責任を負わなければならない[11]」として、看護部門の仕事内容までも明らかにしたのであった。

ここに、近代的施設ケアシステムの概要が描かれた。

これ以降、病院の内部において、看護部門は執行部に対して独立した責任母体となるよう努力して今日に至っている。しかしながら、現代でもまだこのような独立を果たせないでいる病院看護部が多いのも事実である。医師たちの下で働く看護師という認識が強い組織にあっては、看護師の直属の長がいまだに医師であったりするのである。また医師部門や事務部門による看護師人事への介入も多く、21世紀の今日ですら、このテーマは完全に実践されてはいないのが現状なのである。しかし繰り返すが、看護部門の独立というテーマを完逐させないかぎり、看護師の専門職としての独立はありえない。その意味で、ケアの組織論の内容的確認が早急に望まれるのである。

同時に、特別養護老人ホームなどの福祉施設において、ケア部門がその組織全体のなかでどのように扱われているかが問われなければならない。〝ケア〟部門においては、看護職も介護職も同一の組織体系のもとで一元化されてしかるべきであるというのが、筆者の意見である。なぜなら、看護職も介護職も同じ〝ケア〟の提供者であるからだ。２つの職種がどのように協同して働くかという問題こそが、今問われてしかるべきであって、ケア部門が多くの現状が示すように２つに分裂して存在するという問題は、早急に改善されなければならない。

したがって、〝ケア〟部門に属する人々は理念を共有化し、１日も早く協同して働ける組織を再編成し直すべきではないだろうか。その時、現在介護職の指導者的存在である生活指導員が、〝ケア〟の提供者であるとの認識が成立すれば、彼らをも含めた〝ケア〟部門が成立するだろうし、生活指導員は直接処遇に携わらない職種として位置づけるという認識が成り立てば、彼らは〝ケア〟部門と分離した形態を保ち、以後においては、介護職は生活指導員から指示を受ける必要はなくなるであろう。

このように、現代の組織においても未整理の問題は数多い。施設内におけるケアワークの位置づけをすっきりさせないままに放置してきてしまった結果だと思われる。いずれにしても、〝ケア〟部門は施設の執行部に対して、完全に独立した部門としてよみがえらなければならない。

さらにこの点（ケア部門の独立の問題）に関しては、見落としてはならない事柄がある。それは、その組織の長たちがどのような運営理念を持っているかという問題である。提供できるケアの質は、ひとえにこの問題にかかっているからである。ナイチンゲールもこの点について、次のように述べている。

「看護婦が自分の任務を遂行する際に、上に頂く病院執行部の体質がどうであるかは、訓練看護婦を供給するという問題と同じくらい重要である。なぜならばこの点について納得がいかないかぎり、よい看護を実現させるのは不可能だからである(12)」

こうしたテーマは、どのような時代になろうとも、いつも人々を悩ませつづける普遍的なものなのであろう。特に今日においては、情報開示が求められていることもあって、施設長は自らが掲げる理念を、患者や利用者、あるいはそこで働く者全体に向かって提示すべきときに来ている。このことが、施設でなされるケアの質を保証することにつながっているのである。ケア提供者も事あるごとに原点に戻って、あるべき姿やあるべき理念を確認しつつ前に進まなければならない。

［第三点目について］

教育された人材が確保され、ケア部門が独立したとして、次に考えなければならない点は運営方針とその規模であろう。組織は全体が効率よく運営されていなければならず、またスタッフの無駄な動きを少なくし、合理的（経済的）に管理が行われていなければ長続きしない。

「もしわれわれが能率をよくしたいと願うならば、病人数が少ないよりも多いほうがひとり当りの費用が少なくてすみ、ハウスキーピングも大規模に行なうほうが経済的で、また労働の分業化は金銭を節約する、ということなどはわかりきっている。結局のところ非能率ほど無駄なものはあるまい[13]」

とナイチンゲールは言う。そして彼女によれば、一人の病院長あるいは看護監督（総看護師長）は、5百人から千人の病人の責任を負って仕事ができるはずであると計算した。しかし1病棟の最適人数、つまり一人の師長の責任範囲は30人であると言っている。ここに近代的施設ケア部門の組織図が整うことになった。要するに、一人の看護監督の下に十数名から数十名の師長が並び、その師長の下にそれぞれのスタッフたちがつくのである。スタッフのなかには看護助手（当時はメイド）も含まれていた。この組織図に関しては、現代の病院ではほぼ実現している。しかし、1師長の下に何人のスタッフが配置されるかは、当局の考え方次第《しだい》ではあるが……。さらに、1病棟単位の患者数は、わが国の場合は50名前後が圧倒的に多いことから、管理運営上の観点からは再考を要する問題も残っている。

また、社会福祉施設のケア部門に関しては、それが完全に生活施設であるとの視点に立っての考察が必要になるために、治療を要する病人を対象として生まれた病院管理とは、その管理運営方式を異《こと》にせざるをえないために、ここで述べたナイチンゲール方式による病院管理をそのまま当てはめて考えることはできない。社会復帰病棟を含めたこうした生活施設における適切なケア組織のあり方については、土台となる理念を検討することから始めなければならないと考えているので、別の項を起こして検討したいと思っている。今回はここには深入りしない。ただし一言付け加えておくとすれば、現在では福祉施設における1単位の生活者の規模はどんどん小さくなっており、施設型から在宅型に移行していることもあって、今後その管理システムのありようは、ケア部門を担う人々によって提言されてくると思われるが、原則は人的効率と経済効率を無視できないという点であろう。この点に関しては、ナイチンゲールの提言を念頭において現代版を作るしかない。

さて、組織図が明確になったとして、次に思考しなければならないのは、施設・設備の完備というテーマである。設備がしっかり整っていないばかりに、あるいは組織の内部での役割が明示されていないばかりに、本来の仕事以外の事柄に時間を費やしてしまうことは、現代においてもよくあることであるが、これでは専門職としての向上は望めない。ケアの本質に照らし合わせて、最も効率よく働けるシステムを考えていくことは、大変大事な要素なのである。この点について、ナイチンゲールは次のように断言している。

「なんといっても病人を世話することこそが彼女たちが存在する真の目的なのであって、昇降機や水汲み機械、荷物運搬用動物、蒸気機関など、教育のある人間に比べてはるかに安い費用でその労働力を買えるような物品として働くために存在するのではない。

このことからいえるのであるが、ある種の便利な病棟用設備は、優れた看護婦の時間を節約するために必要な機械力の一部として必須である」[14]と。

当時、ナイチンゲールが考えた便利な病棟設備とは、たとえば、エレベーターであるとか、給湯《きゅうとう》設備であるとか、配膳室《はいぜんしつ》に流しをつけるなどといった事柄であり、これらは現代の感覚でとらえればなんと当たり前のことかと思えるものであるが、この発言は19世紀半ばの救貧院病院におけるテーマであることを考慮に入れれば見事としか言いようがない。ケアスタッフの作業の無駄を省き、単純化し、かつ作業を容易にすることは、きわめて重要な要素である。まずは施設内部の構造に十分な配慮をし、スタッフの動きに無駄のない設計から考えていかなければならないことに気づかされる。そして今日では便利な福祉機器の類がたくさん出回っているので、そうした設備の導入という問題にも、ケアの眼と心を向ける努力が問われているのである。これはケアスタッフの情熱ややる気の問題にすり替えてはならない基本的な事項であるように思われる。

さらに働く側からの問題として、ナイチンゲールはこんなことも提言している。

「看護婦たちが自分の機能をしかるべく果たすためにゆったり動ける彼女たちのための空間がなければ、救貧院病院に最も有能な看護組織を送り込んだところで何もならない」[15]

と。

たとえば、ベッドとベッドの間が狭く、患者のケアに困難を感じるような空間しか与えられなければ、作業は十分にはできず、結果として患者にとっても看護師にとってもよいケアは提供されないということになってしまう。したがって、一定の空間の確保という問題も絶対に無視されてはならない重要な事柄であるとの認識が必要になる。

以上、ケアの組織論のための第三点目について述べた。組織の成熟度と設備の整い方如何《いかん》で、ケアの質は大きく異なってくる。時代に見合った形で、組織の内容を改善したり、合理化したり、機械化したりすることは当然であり、それは健全な組織運営のためにも不可欠の要素なのである。

［第四点目について］

最後のテーマは、ケア提供者の健康問題を維持するために、どんな条件が確保されればよいかという問題である。働く者の健康を阻害しない条件を創り出すことに、その組織の長がいかに配慮しているかということのテーマは、近代労働史の視点から見ても見逃《みのが》すことのできないものであり、ケアワークのテーマのなかでもきわめて重要な分野である。
この問題は、近代看護が創設された時点ですでに指摘されており、その影響力はまたもやナイチンゲールに負うところが多い。彼女は次のように述べている。

「労働者を雇用する者はすべて、働く人の健康のために備えをする義務がある。そして病人に必要なものは備えると公言し、看護婦や医師の生命が、彼らの職務を果たす途上で犠牲にされても当然であるとするいき方で病人の面倒をみているような社会は、どんな社会であってももはやそれだけでその社会は病人の世話に備えることを使命としていないということを充分に立証しているのである(16)」と。

これこそが〝ナイチンゲール精神〟である。
「犠牲」という言葉は、決してナイチンゲールのものではない。彼女はむしろ犠牲を払って仕事をするという発想を嫌った人である。「自分の仕事に誇りを持て」とは強調したが、そのことと自らの生命を投げ出して働くということとはイコールではない。まして、まったく働く条件の整っていない施設で、ボロ雑巾《ぞうきん》のようになって働くことが、ケア提供者の本意であるはずがない。彼らはよい仕事がしたいのである。よい仕事とは患者のために役に立つことであるが、そのための条件はどんなに整っていたとしてもそれが過剰《かじょう》ということは絶対にない。

ナイチンゲールは、弟子たちに宛てた手紙のなかでこの点について次のように強調した。

「仕事には熱心に打ち込みなさい。さらに、戸外の運動や与えられた休暇でさえも、それを熱心に楽しみなさい。私はこれを、特に将来マトロンやシスターになる人たちに言いたいのです。それは私たちが目標に達するためには、肉体の健康を保つこともまた真剣に考えるべき問題であるからです(17)」と。

休暇はたっぷりとりなさい、そして次の仕事に備えてゆっくりと休養し、大いに楽しみなさい、とナイチンゲールは教えているのである。責任の大きい役職についている人ほど、こうしたことは必須《ひっす》条件であるとも考えていたところがある。ケア提供者の健康保持というテーマは、このように具体的であり、かつ先進性の高いものであった。

しかしながらこのあたりの事柄は、わが国においては十分な理解が得られないまま今日に至っている。安い賃金で、経営者の言いなりになって、骨身《ほねみ》を惜しまず働く人が望まれたからである。その代償として〝聖職〟だの〝白衣の天使〟だのと言われてカモフラージュされてきたが、そのことでケアワークそのものの質が高められるということは、ほとんどなかったのである。働く者の健康を整えるという問題に取り組むということは、ケアの質の向上につながるものであり、結局は病人のためなのである。したがって、ナイチンゲールの指摘のとおり、ケア提供者を大事にする社会は、それだけで病人の世話に備えることを使命と考えていることを十分に立証していることになるのである。

この問題も、今後の社会が解決していかなければならない大きなテーマの１つである。病院内労働だけでなく、福祉施設内労働においてもまったく同じことが指摘できる。ケアワークはいつの世の中においても低くみなされ、誰にでもできる簡単な仕事だと誤解されてきたからであろう。それは家事労働と混同されたことから引き起こされた見解である。家事は誰でもそれなりにできる。しかし、施設に入居される方に、その人らしく生きてきた暮らしを阻害することなく援助方法を考え、実践し、生命と向き合っていく仕事が、誰にでもできる単純な労働であるはずがない。受ける立場になって考えてみれば、すぐにわかる事柄である。

そこには確とした専門性が要求されるのであり、それゆえにそれに見合った専門職集団として育てられ、保護されることが同時に必要なのである。ケア提供者個々の努力とともに、社会全体がケアワークを大事にする精神的基盤が求められるゆえんである。

以上、救貧院における病人に向けた〝ケア〟が、近代的ケアシステムという枠組みのなかで育てられたプロセスを外観した。そして、この発想は決して今日の思考と大きくズレてはいないことに気づかされることになった。つまり言葉を換えて述べれば、ケアの組織論は、ナイチンゲール当時のものがそのまま使えることを意味している。本質的理解をしたうえで、時代に適応したシステムを考案していくことが、今、組織のリーダーたちに求められているように思われる。

この節の最後に、一八九七年のナイチンゲールの文章を借りて、あの救貧院病院の看護が、改革に着手してから30年経過した当時において、どのように変化したのかを追ってみることにしよう。

「ブリキの皿やコップを病棟の中で投げ合って、警官を呼んでお互いに拘留してもらうことであった、あの昔の救貧院の時代までさかのぼって触れるのはやめておきましょう。警官のことを夜勤看護婦とよんだほうがまし、といった救貧院病院も数多くあったのです。

しかし、それらもすべて、教養豊かで訓練を受けた看護婦の出現とともに消滅しました。看護婦が力ある警官となったのです。看護婦は病棟の塩ともいうべき存在なのです(18)」

「二三歳で未亡人になってしまった気の毒な婦人がいました。彼女は、夫の先妻が残した五人の子供たちを養育しなければならず、小さな店を開いて、四〇歳になるまで奴隷のごとく働きつめて、やっとのことで子供皆を徒弟奉公に出したり、ちょっとした仕事につけたりしおわったとき、四〇歳にして結核に倒れたのでした。

彼女は救貧院病院に収容されました。それまで彼女はそこをひどく恐れていたのでしたが、そこで四ヵ月間、幸せな日々を送ってから一生を終えました。彼女は繰り返し繰り返しこう言っていました。〝わたしはいつも、死ぬ前にものを考える時間がちょっといただきたいと祈っていました。わたしは今、このすばらしい場所で、その時間が持てたのです。ほんとうに天国にいるみたいです〟」(19)

この女性の最期《さいご》の言葉が、救貧院病院の改革の成果を見事に語っているようである。本著第1章第3節で述べたような悲惨な状況は、完全に消え失せているように見受けられる。もはや「救貧院病院」は人々が恐れる場所ではなくなったのである。むしろ看護師たちによって、時間をかけてよいケアがなされる場所に変化しているのである。このケアの流れは、近代看護を形成し、かつ今日の慢性病者のケアや老人看護、またはターミナルケアやホスピスケアの流れのなかに、その理念が注ぎ込まれているように思われる。

しかしながら、この同じ理念のもとで育てられた近代看護のなかには、もう1つの流れが存在すると考えることができそうである。それは救貧院病院ではない、一般病院のなかで育てられた看護の流れで、これは年々発達した近代医学の推移《すいい》とともに発展し、高度医療に組する形で形成されて今日に至っている、いわゆる急性期の看護である。そして、この救命・救急や急性期における医療のあり方と合体した形で発展してきた看護の姿のみが、看護界の内外において強調され強化されて、救貧院病院におけるような慢性期の看護の必要性はしだいに忘れられてしまったかのようである。しかし、この見解はあくまでも筆者の仮説である。この仮説を裏づけるためには、現地における調査と文献研究とによる成果を待たなければならない。とはいえ一般的には、多くの病院で、医学の進展とともに治療、処置の補助者として、より多くの看護師が求められるようになって、慢性患者や障害を持つ患者など、治療的要素が薄い人々へのケアは、しだいに資格を持たない人々に委譲されていったと見ることは可能である。

施設内ケアシステムの形成過程における以上のような歴史的事実の解明は、日本では今、こうして始まったばかりであることを付け加えて本節を終えることにする。

第2節　在宅ケアシステムの原形と展開過程

第1節では、ケアワーク創設期における組織のあり方を概観し、組織論について考察してきたが、第2節においては施設に収容されていない人々へのケア、つまりイギリスにおける在宅ケアがどのように創設されていったのか、そのあたりの状況と展開過程について触れてみたい。これは一般に訪問看護とか地区看護、あるいは地域ケアと呼ばれている領域のシステムである。

ナイチンゲールが生きた時代では、上流階級に暮らす人々は、病気のときには医師とともに個人看護師を雇《やと》って在宅で治療や看護を受けることが当たり前であったが、貧しい階層の人々にとって病気になるということは、それが一家の柱に当たる人であれば職を失うことにつながったり、または医師にかかる費用を捻出《ねんしゅつ》できなければそのまま死に至ったりと、それは即、家庭の崩壊《ほうかい》を意味していた。そこに院外救済の価値と必要性が出てくるのだが、実はどの国においても院外救済のシステムはかなり古くから長期間にわたって存在しつづけており、特に、貧しい病者を見舞う行為は古来《こらい》、社会のシステムとして定着していたと考えたほうが正解のようである。しかしそれは多くの場合、宗教行為の範疇《はんちゅう》で存在したのである。

「キリスト教のあらゆる歴史を通じて、〝病人を訪問すること〟は重視すべき宗教上の義務と考えられていた。そして19世紀までは、病院における看護と同様にそれは一般に宗教組織によって行なわれていた[20]」と、とらえられるからである。

イギリスにおいて宗教と切り離れて、「尼僧ではない一般職業看護婦による組織化された訪問看護の歴史はどうしても一八五九年以前にはさかのぼれないようである[21]」と述べているのは、看護歴史家のルーシー・セーマーである。

訪問看護の先駆者《せんくしゃ》は、第2章第1節で触れたウィリアム・ラスボーンであった。彼はこの年、つまり一八五九年にリヴァプールでそれを開始した。この時の状況を先のセーマーは次のように語っている。「彼は妻が死の床についたとき看護をしてくれた看護婦、メアリー・ロビンソンを雇い、自分で費用を出してリヴァプールの貧しい住区の一つで看護活動を行なわせた。近代的地区看護はこの実験的試みに端を発するのである。リヴァプールの最初の地区看護婦たちはフロレンス・ナイチンゲールの助言により、当地の王立救貧院病院で訓練を受けた。やがてリヴァプール市は一八の〝地区〟に分割され、その一つひとつにひとりの看護婦と一群のレディ訪問者とが用意された。そのとき〝地区〟に分割したことが地区看護（District Nursing）という名称をもたらし、その結果、他の国々ではしばしば〝訪問〟看護という言葉が使われているにもかかわらず、イギリスでは、いまなお一般に地区看護という呼び名が使われている[22]」と。

こうして職業看護師たちがこの分野でも活躍を始めたのである。このシステムは瞬《また》く間にイギリス中に浸透していった。一八六四年にはマンチェスターに、一八六五年にはダービーに、そして一八六八年にはロンドンに2つの組織が設立された。ランヤード・ミッションと東ロンドン看護協会とがそれである。この経過を救貧院病院の改革と比較してみると、明らかに地区看護制度の成立のほうが一歩先んじて進められてきていることがわかるであろう。

そのような経過のなかで、一八七四年にイギリスの聖ヨハネ修道会はロンドンにおける地区看護の実態調査に乗り出し、その調査結果から1つの結論を導いた。それは貧しい病人のために訓練された看護師の供給がさらに必要不可欠であるというものであった。そこで一八七六年に〝首都および全国看護協会〟を結成したのである。その監督にナイチンゲール看護学校卒業生のフロレンス・リーズ嬢が就任し、彼女はこの分野では初の『地区看護婦と家庭看護の手引き』（一八八九年）を著わした。

さて、ここまでは史的事実を記したにすぎない。

問題は、地区看護師たちにどんなケアが要求され、そのためにどのような訓練が施されたのか、またそうしたケアを導く理念はどのようなところに置かれていたのかを明確にすることであろう。

これまでの史的記述でも明らかのように、地区看護の実践に当たってもナイチンゲールの助言とその存在は大きかったようである。ナイチンゲールによって初期の地区看護の青写真はすべて出来上がったといっても過言ではない。では、その青写真とは何か。


ここからは再びナイチンゲール自身の著作をひもといていくことになる。

彼女は一八七六年に『On Trained Nursing for the Sick Poor』(貧しい病人のための看護)という論文を書き残している。この小論文はそっくりそのまま「タイムズ紙」に掲載された。この論文の目的は、卒業生、リーズ嬢の仕事へのバックアップであるとともに、新しく創設された「首都および全国看護協会」の中央本部を建設するための基金援助への協力を国民に訴えることにあった。セーマーはこの著作について、次のようなコメントを入れている。

「この論文の中では、病院における看護と病人の家庭で行なわれる看護との間にある違いが生々と描写されており、もっとも優秀な看護婦にこそこの看護の分野に入っていってもらいたいという強い願いが披瀝《ひれき》されている」(23)（ルビは筆者）と。

このような意図で書かれた『On Trained Nursing for the Sick Poor』とは、いったいどんな論文なのであろうか。ナイチンゲールはこのなかで21世紀を見据えたような見解を述べている。

「病院というものはあくまでも文明の途中のひとつの段階を示しているにすぎない。現在のところ病院は、貧しい病人が看護を受けうる唯一の場所である。もっとも、実際には金持の病人もしばしば病院で看護を受けてはいるが……。しかし究極の目的はすべての病人を家庭で看護することである」(24)（傍線は筆者）

この見解は、今日のわが国の社会福祉システムが実現させようとしている姿と完全にダブっている。もちろん現在では病人に階層制はなく、病院はすべての人々に向けて開かれた存在ではあっても、ここで言われている基本的な理念が、人間の幸せを追求した場合の究極の姿を家庭看護（在宅ケア）においている点で、きわめて今日的と言えるであろう。

ナイチンゲールは、病人は家庭にあって家庭でケアを受けるのが最も幸せなのだという見解をまずは明確にしたのである。そのためには、病院に入院した病人もできるだけ早期に退院させるべきであるとも言明した。病人にとって何が必要で、何がその人の生命の幅を狭めていくかという視点に立って考えてみれば、施設ケアにはおのずと限界がある。必要な治療が済んだならば、できるだけ早く自宅に帰ることを奨めたことは先見の明があったと言わざるをえない。最初は施設ケアを充実させ、後には在宅ケアに力を入れていく……これがナイチンゲールの描いたケアの青写真であったようである。

そして病院でケアをする人を〝病院看護師〟と名づけ、家庭を訪問してケアをする人のことを〝地区看護師〟と呼んだのであった。両者には役割分担があり、それぞれが行う仕事にはその幅と内容に相違があった。しかし、どちらも〝看護師〟なのである。

さて、この点を確認したならば、次のテーマに移ることにしよう。それは訪問看護師（地区看護師）の仕事とはいったい何かを明確にすることであり、さらには訪問看護制度（在宅ケア制度）を実現するためには、何をどのように整備すればよいのかという問題に答えることである。ナイチンゲールの答えは実に明快である。

まずは第一の課題から述べていくことにする。つまり、地区看護師はいったい何をする人なのかというテーマについてである。ナイチンゲールによれば、地区看護師には3つの異なった仕事があるという。

第一点目は、当然のことながら、地区看護師はまずは〝看護〟しなければならないのである。家庭には常時医師が存在するわけではないから、病人の病状を絶えず観察し、記録し、必要な手筈《てはず》を整えるのは看護師の仕事である。

「看護婦はコックであるはずはない。また救済官でも、地区巡視員でも、代書屋でも、雑貨屋でも、椅子張り職人でも、社会事業部員でも、食料調達屋でも、婦人慈善家でも、主任薬剤師でもなければ医療品屋でもない(25)」と、ナイチンゲールは言う。

要するに看護師は〝看護〟の専門家であって、便利屋ではないと説くのである。この場合、看護とは何かがわかっていなければ話にならない。看護師はまず、病人に向けて適切なケアが行えるように、自らの行動計画を立てなければならないことは、今日の看護師たちが直面しているテーマと同様である。そして病気をどのように見つめるのか、症状の軽減のためにいったい何ができるのか、病人の特性はどこにあるのかなど、看護師が看護そのものを展開できる能力を身につけて実践することこそ、第一に求められる点である。このテーマに関しては、病院看護師も地区看護師もまったく同じ発想と実力を備えていなければならないことになる。

さて、第二点目の表現はいかにもナイチンゲールらしい。要するに地区看護師は、「病人と同様にその部屋を看護すべきである。つまり、病人のいる環境を看護の秩序にのっとって整えるのである。すなわち、病人が回復できるように、部屋の管理をし清潔を保ち、同居している人にその状態を維持するよう教えるのである(26)」と。

ここでは病人が暮らすその環境条件を整えることが看護師の仕事であり、また適切な環境を常時維持できるように、家族を教育、指導することも大事な看護の機能であると説いているのがわかる。この第二のテーマが重要だからこそ、地区看護師の役割の重さが明確になるのである。なぜなら、病院の看護では、環境を整えることが看護師の仕事ではあっても、患者の家族にその役割を負わせることはないからである。看護師集団内で理解し、実践できれば良い看護を提供できるのが病院看護の特徴である。しかし、一度社会に戻った病人は、家庭内でケアされるのであり、その役割は地区看護師同様に、家族たちにも課せられるのである。ここに〃在宅ケア〃の課題が浮き彫りにされる。つまり地区看護師は、看護師がいない間も〃必要なケア〃がいかに継続されていくかに責任を持たなければならないのである。つまりチームによる〃必要なケア〃の確認と継続という課題がそれである。

ナイチンゲールは具体的に次のように述べている。

「貧しい患者について、まず気づくことが何かというと、それは清潔でなければならないものについての感覚が欠如しているということである。地域看護婦は、病人の部屋を一度清潔にしてみせる必要がある。つまり、看護婦が身をもって掃除をしてほこりを払い、ぞっとするような汚れや不潔をとり除き洗い流し、換気をし消毒し、窓をこすり暖炉を掃除し、古いベッドのがわやじゅうたんを運び出して振り払い、それを敷き直し、きれいな水を汲んできて釜を満たし、病人や子供たちを洗い、ベッドを作る、などしてみせる必要がある。

このようにして清潔にしてみせた家庭が、みなずっとそのままの状態を保っていること、これが看護婦の大きな喜びである。看護婦は豚小屋のような家をみつけ、きちんとした風通しのよい家にしていく。

実際、これら看護婦が、病人たちを見守り指導する立場をもっているから、貧しい人々は〝彼らの家がまた汚れているのをわれわれに見られることを恥じる〟のである[27]」と。

この表現がいかに適切であるかは、本著第1章で、路地裏で暮らす貧民の生活の様子を見てきた者には、すぐに納得のいくことである。彼らは確かに清潔の感覚を麻痺させ、何が健康的で何が病気を招くのかについての生活感覚を失っているのであった。これは貧民すべてに言える暮らしの実態なのである。ここに地区看護師たちの仕事があるとナイチンゲールは考えたのである。そして、実践の成果を家族とともに共有し、家が健康的に維持できるように個別に教えていくことこそが、看護師の仕事であると強調したのであった。そしてこの仕事が、病院看護師と地区看護師との大きな差異なのである。

このように、地区看護師たちの仕事には、本来、ナイチンゲールが述べているように、部屋を整えて病気の回復過程が順調に進むようにケアする機能が含まれていたのである。まさに「看護とは何か」という理念に基づく実践がそこにある。したがって、このテーマからは、今とこれからの訪問看護や在宅ケアを担っていく日本の看護職が学ばなければならない事柄や、見失ってはならない事柄が見えてくるであろう。単に医療処置だけを行う看護師に成り下がってしまっては、本来の訪問看護の姿を実践したことにはならない。訪問看護というテーマのなかにも、時代を超えて実現すべき看護の姿が明確になっているのである。人間が暮らしを営んでいる以上、その暮らしを見守り、整えていく役割を看護は自ら備えているべきであることを忘れてはならないであろう。

さらにナイチンゲールの描いた青写真にそって、地区看護師の役割について考えてみよう。ナイチンゲールの意図は次の文章に端的に表現されている。

「これら貧しく病む人々に、再び健康なからだと心に加えて健康的で清潔な家を持たせようとすることは、何エーカーの贈与や救済にもまして役だつことであろう。

この真意は彼らを被救済者にしないことである[28]」と。

先にも述べたように、当時の極貧の人々の暮らしぶりは実に不健康で悲惨であった。こうした人々にとって、真の救済とは何か。またそのためには何を与えるべきかを考えた時、その1つの答えをナイチンゲールのこの文章は示しているように思われる。つまり、地区看護師はまさに貧者の自立を助けるために働く救済官の一人なのである。しかしながら、地区看護師は単なる救済官ではない。

「地域看護婦は熟練した看護を提供するが、それは〝慈善〟ではない。〝慈善〟は熟練した看護婦の仕事とは相容れないことであり、また〝慈善〟は病人とその家族をあまりにも貧民扱いすることが多いからである(29)」

つまり、家庭にいる病人に看護を提供する目的は、第2章でも述べたが、単に物や金銭を与えることではない。それは物や金銭を与えるだけのことが多かった当時の慈善活動とは異なる行為であり、病人に真の自立を促す援助こそがケアであると言っているのである。病人の今持てる力を発揮させ、病気が治った段階で自立した生活に戻ることができるように、生活全般を整えていくことが地区看護師たちに求められていたのである。

そのためには、

「地域看護婦は彼女自身何かを与えるということはないが、必要なものを提供したり、実生活上の要求に適当な措置を講じてくれたりする地方機関のことを知っているし、また知っていなければならない(30)」

として、今日のソーシャルワーカーやケアマネジャーの役割をとることを示唆《しさ》しているのである。

さらにナイチンゲールは、地区看護や在宅ケアのあるべき姿を強化するために、この後(一八九三年頃)に〝保健指導員(health missioner)〟という制度を考案し、彼女たちを養成しはじめたことも特筆《とくひつ》すべき事実である。ヘルス・ミッショナーは看護師の資格を持たないが、各家庭を訪問して家庭を健康的に維持する方法を教えたり、その相談にのる職種である。ヘルス・ミッショナーは現在でもイギリスには存在し、独特な働きをしているのである。

ナイチンゲールが指摘する地区看護師の仕事の第三点目は、「病人だけでは解決できない衛生上の欠陥を、保健官や関係当局へ通報しなければならない[31]」ことである。結果として「こうして、一〇〇年もの間手つかずで放置されていたようなごみ箱は空にされ、水がめは清潔にされ、給水や排水は調べられ修理されるのである[32]」と言う。

この第三の課題は、公衆衛生看護の流れのなかに吸収されていって今日に至っている。つまり、これは予防医学や疾病予防の概念と重なっている分野である。しかし、こうした視野を持つことを地区看護師の仕事に含めて考えていたということを、ここではきちんと押さえる必要があるのではないだろうか。家をケアするということは、そこに住む人全員の健康管理を行うことであり、同時に暮らしの周辺の衛生状態や不健康にも目を向けていくことなのである。つまり、地区看護師は生活の健康面におけるトータルな管理者であるということをふまえて仕事をしなければならないのである。そのためには、関連分野の人々との連携という問題が大きなテーマになる。看護師チームのみでは決して地区看護の仕事は遂行《すいこう》できない。行政面におけるきちんとしたビジョンが必要であり、より多くの職種が１つのチームを作って対応できるように、その組織づくりに力を入れなければならないであろう。

この多職種と連携するためのネットワークづくりというテーマは、今日ではやや形を変えて存在している。それは在宅ケアや地域ケアの実現に呼応《こおう》して打ち出されており、特に「介護保険制度」のもとにおいて、とりわけケアマネジメントが推進され、その担い手の育成に力が入れられている。この新しい在宅ケアシステムにおいては、訪問看護師の存在価値はきわめて高い。地域ネットワークのなかで、今後、看護師たちがどのような仕事をしていくか、本論が参考になれば幸いである。

イギリスにおいてもケアマネジメント機能は重視されているが、イギリスにおいて、ケアマネジャーを看護師が担うことが多いとすれば、それは長い地区看護の実践の積み重ねのうえに成り立っているものであろう。

では次のテーマを追いかけることにする。次は、訪問看護制度（在宅ケア）を実現させるためには何をどのように整備すればよいのかという問題である。

この問題の第一は、やはり地区看護師の教育のあり方にあるであろう。家庭看護の実践者を育てることが目的であるから、病院看護師の養成とは当然カリキュラムは変えなければならないはずである。しかしこの場合、共通項もかなりある。したがってナイチンゲールの意見はこうである。

「地域看護婦は病院看護婦よりもさらに高度な学習を積み充分な訓練を受けていなければならない。なぜならば、医師が常に手近にいるわけではないし、病院の設備を使える場では全然ないからである[33]」

そのための教育課程として、当時は以下のことが義務づけられた。

1、地域の仕事に一ヵ月間の実習

2、病院看護に一年間の訓練

３、地域看護に三ヵ月から六ヵ月の訓練

このように、臨地実習の比重が大きいのが特徴である。地区看護師は必ず病院看護の経験がなければならないとしたこの方針は、その後の各国の看護界において、鉄則《てっそく》として守られてきた。要するに、看護という実践においては病院看護が基本である。地区看護や訪問看護はその応用であり、拡大であるとの視点は、ケア活動の全体を把握するうえにおいて重要なテーマである。

さらに、教育を受けた地区看護師たちがそれぞれの地区で生活できるように、彼女たちが住む家（ホーム）を用意しなければならないとナイチンゲールは説いた。そしてその家には、彼女たちがそこから「家とは何か」がわかるように、現実の家が備えているものはすべて備えられていなければならないとした。さらにそのホームにはそれぞれに看護師の仕事を指導し監督する監督者と、看護師たちの身の回りの世話に当たるコックとお手伝いが必要であると言っている。もちろんホームはそんなに大きくあってはならないのである。収容人数が多ければ、それだけ仕事の場からは遠ざかることを意味するからである。

ここからは、卒業後の仕事の保証までをも加味した細かいプランを立てて、地区看護師たちを育てようとしたナイチンゲールの意図が伝わってくる。ところが、これには相当の

資金が必要であった。しかし、当時はこの考えにそって「そこで看護婦が生活できる真のホームを準備することからはじめられた」[34]ようである。

以上が、一八七六年の『On Trained Nursing for the Sick Poor』（貧しい病人のための看護）という論文のなかで、ナイチンゲールが指摘したポイントである。それと同時に、これは筆者のコメントでもある。

先に述べた地区看護師のためのホームがどの程度普及し、実際この型のホームがどれくらい活用されたのかは、筆者は現時点では把握していない。しかしながらイギリスでは、19世紀の末以降この見解にそって地区看護が展開されたことは間違いない。

活動の中心的な理念は、今日においても大きな変更はなさそうである。もちろん、時代の推移のなかで病人の抱える疾病構造と家族の構造的変化があり、さらに（ナイチンゲールの予見どおり）施設内ケアから在宅ケアへという国の政策の大転換があって、ケアの内容には時代性が見られるものと考えるが、在宅ケアを支える方向軸においては、ナイチンゲールの時代に育《はぐく》んだ理念を基盤に、多職種の人々によるチーム活動が展開されていると見てよいであろう。

最後に、もう1点だけ指摘しておきたい。それは、ホームヘルプ活動もこの時期に派生《はせい》したという事実についてである。つまり、家を健康に保持し、病人の回復過程を促進するのに寄与するケアは、当初はナイチンゲールの教えにしたがって、看護師たちの仕事であった。しかしながら、しだいに〝病人の看護〟以外のケアは、特に、ハウスキーピング的なケアは、看護師の資格のない人々によって順次担われていったという経緯があるようである。したがって、ホームヘルプ活動が、ホームヘルパーたちによって遂行されるようになると、それ以降は訪問看護という形態をとるときにはいつでも、地区看護師とホームヘルパーとはチームを組んで動くようになるのである。

この点については、近年『ホームヘルプ・サービス』という著作を著わしたM・デクスターらは、次のように述べている。

「在宅ケアは、通常考えられているように二〇世紀に発明されたのではない。我々は、収容施設ケアが全盛であった時代に系統づけられた在宅ケアの理念や実践を適応発展させたにすぎない(35)」と。

このように見てくると、本節で明らかにしなければならない在宅ケアの中核になる理念は、〝人は病気になった場合、医療施設において必要な治療・処置がすんだならば、１日たりとも長く病院に留まるべきではなく、在宅にあって訪問ケアが受けられるよう、そのための体制を整えなければならない〟ということである。

この理念は、今日のノーマライゼーションの発想に通じるものがある。北欧やアメリカなどで提唱されてきたかのように思われがちなこの理念は、イギリスにあっては、19世紀の半ば過ぎには、ナイチンゲールによって提唱されていたことになる。今日、イギリスにおける在宅ケアシステムに学ぶところが多いとすれば、それはその歴史の長さと、実践の蓄積の賜物であろう。

以上、第3章においては、施設内ケアと在宅ケアのあり方を模索していくにあたって、参考となる歴史的事実について触れた。これをケアの組織論の原形としてとらえてみれば、現代のわれわれが抱えている課題に明るい光が差し込むことになる。

ケアの時代を迎えた今日、看護も介護もともに自立した専門職として成長していくために、本章で述べた課題をクリアして前進すべきことは、自明《じめい》の理《り》である。

［第3章の註］

（1）ナイチンゲールはクリミアから帰還《きかん》後の一八五八年に「女性による陸軍病院の看護」を執筆している。これはクリミア戦争中の医療体制が完全に崩壊したその原因を分析、報告するために〝陸軍の衛生状態に関する勅撰《ちょくせん》委員会〟が結成されたが、この委員会報告書としてまとめた2千ページにも及ぶ膨大な資料の補遺《ほい》として書かれたものである。本論文はタイトルからイメージするものとかなり隔《へだ》たりがあるようである。第一に、病院看護師、民間病院の看護師および王立病院の看護師に関する諮問《しもん》への私見《しけん》、第二に、平時《へいじ》および戦時の陸軍病院へ女性による看護を導入する件に関する補助覚え書、この2部から成り立っていて、近代的医療施設を創設するために、どんな試みがなされねばならないかについて、その基本的な要件を述べている。この思考の延長線上に近代看護が樹立したことを考えてみると、この論文はナイチンゲール方式の看護を理解するうえでの必読書といえる。

（2）W. J. Bishop : A Bio-Bibliography of Florence Nightingale, p 29, Dawsons of Pall Mall, 1962.

（3）B・エイベル-スミス著、多田羅浩三、大和田建太郎訳『英国の病院と医療』八九頁、保健同人社、一八八一年

（4）同右書、九〇頁

（5）同右書、九〇頁

（6）①F・ナイチンゲール著、湯槇ます監修、薄井坦子他訳『ナイチンゲール著作集』（第二巻）、六～七頁、現代社、一九七四年
②F・ナイチンゲール著、薄井坦子他訳『看護小論集』二〇七～二〇八頁、現代社、二〇〇三年

（7）同右書①、二六頁。同右書②、二二九頁

（8）同右書①、二六頁。同右書②、二二九頁

(9)ナイチンゲールの時代には、生活施設を取り仕切る女性のことを一般にマトロンと呼び慣《なら》わしていたようであるが、現在の総看護師長、あるいは看護部長のことを指す呼称として使われた。マトロンに関する文献には以下がある。
①小南吉彦著「マトロンの役割について」『ナイチンゲール研究』第1号、一一～一二頁、ナイチンゲール研究会
②金井一薫著『ナイチンゲール看護論・入門』一九四～一九六頁、現代社、一九九三年
(10)前掲書(6)の①、八〇頁。前掲書(6)の②、一四八頁
(11)同右書①、二六頁。同右書②、二二九頁
(12)同右書①、二一頁。同右書②、二二三頁
(13)同右書①、二五頁。同右書②、二二八頁
(14)同右書①、二九頁。同右書②、二三二頁
(15)同右書①、三二頁。同右書②、二三五頁
(16)同右書①、三五頁。同右書②、二三九頁
(17)F・ナイチンゲール著、湯槇ます監修、薄井坦子他訳『ナイチンゲール著作集』(第3巻)、三四六頁、現代社、一九七七年
(18)同右書、四三九頁
(19)同右書、四四〇～四四一頁
(20)ルーシー・セーマー著、小玉香津子訳『看護の歴史』二七四頁、医学書院、一九七八年
(21)同右書、二七六頁。
(22)同右書、二七六頁
(23)前掲書(6)の①、三四六頁。前掲書(6)の②、一三一～一三二。

(24) 同右書①、六三頁。同右書②、一二五頁
(25) 同右書①、五九頁。同右書②、一二一頁
(26) 同右書①、五九頁。同右書②、一二一頁
(27) 同右書①、五五頁。同右書②、一一七～一一八頁
(28) 同右書①、五八頁。同右書②、一二一頁
(29) 同右書①、一四五頁。同右書②、六一頁
(30) 同右書①、一四六頁。同右書②、六二頁
(31) 同右書①、六二頁。同右書②、一二五頁
(32) 同右書①、六二頁。同右書②、一二五頁
(33) 同右書①、六一頁。同右書②、一二四頁
(34) 同右書①、五三頁。同右書②、一一五頁
(35) マーガレット・デクスター、ウォーリー・ハーバート著、岡田藤太郎監訳『ホームヘルプ・サービス』二〇頁、相川書房、一九九一年

［第3章の参考文献］

(1) Brain Abel-Smith : A History of Nursing Profession, Heinemann, 1960.
(2) J・A・ドラン著、小野泰博、内尾貞子訳『看護・医療の歴史』誠信書房、一九八五年
(3) G・グラディス、C・ヌエッセ著、極東学芸通信出版社編集部訳『看護史』極東学芸通信出版社、一九四九年
(4) 小田兼三訳『英国コミュニティ・ケア白書』中央法規出版、一九九一年

第４章　わが国の看護の流れと介護の生成過程

第１節　わが国の看護実践の特徴とその課題

人類史上、ナイチンゲールによって初めて明らかにされた看護の理念と実践は、その後各国の看護師たちに継承されていったが、21世紀初頭の今日においては、その内容と実践のスタイルは、必ずしもナイチンゲール思想を根底に据《す》えたものにはなっていない。本節では、まずは日本の看護の歴史を見つめながら、わが国に特有の看護実践の歩みを簡潔に描き、「ケアの原形」思考を用いながら今日的課題を見つめてみる。

さて、看護実践の対象は、主に傷病者である。もちろん、広義でのそれは〃健康、不健康を問わず、すべての人間〟となるのだが、これまで見てきたように、看護実践の対象を病人、障害者、虚弱老人に置くところから近代看護は出発しているのだから、実践の性質を見つめる場合には、あくまでも原点に立ち戻って思考してみるのが定石《じょうせき》である。

つまり、専門職としての看護実践は、歴史的に傷病者に向けて行われてきており、そこでなされるケアが看護理念に近づくように、その体制（ケアシステム）を社会のなかで整えてきたのである。

ところで、その〝傷病者を看護する〟という行為は、人間社会に特有なもので、ナイチンゲールが看護を1つの職業にまで高める以前から、身内に傷病者がいれば、誰かがその世話をするというように、日常生活と密着しつつ継続してきている。したがって、近代以前にはそれを職業とする者の存在はきわめて少なかったものの、一般的には看護行為は家庭内において行われ、傷病者にとって身近な人間によって担われてきた歴史が長いのである。もっとも、看護行為は宗教と結びついて実践されてきた側面は否定できない。しかしこの場合は、看護行為はあくまでも宗教的実践として位置づけられ、職業としての看護職の存在をアピールするものではない。また、家庭内で行われていた看護行為のレベルは、基本的には民間療法に依拠《いきょ》したものであった。このことは、わが国においても同様で、看護行為は身内なら誰でもできる行為として定着していたのである。

さらに日本の看護の歴史をひもといてみると、近代以前にはそれがどんな形であったとしても、〝職業人としての看護人〟の存在は見当たらない。それは医師という職業が、明治維新以前にはそのほとんどが漢方医たちによって担われていたことと関連しているように思われる。日本には西洋における「病院」という施設そのものが存在しなかった。そして明治政府によって西欧医学の導入が図られ、医師教育が行われるのとほぼ同時期に、看護師という職業が誕生することになったのである。

その意味で、わが国にあっては、看護という機能の社会的独立は、社会の内的必然性にもとづいて、その社会変革の一環として沸《わ》き起こった現象ではなく、外的必然性から創設されたものであった。この看護職の生成過程における特徴が、後々の看護職の自立に大きく影響することになるのである。

ここで、わが国では「看護」という言葉がいつ頃から使用されるようになったのかを見てみよう。この日本語の「看護」という言葉が頻繁《ひんぱん》に使われ出したのは明治期に入ってのことである。それまでは「看病」という表現が一般的であった。それが証拠に、看護師養成が開始された当時においても、「京都看病婦学校」（一八八六年創立）や「帝国大学医科大学看病法講習科」（一八八八年創立）などのように、看病という名称が用いられていたほどである。また、当時編纂《へんさん》された教科書や参考書のタイトルを見ても、『看病学』（安藤義松著、一八八九年）や『普通看病学』（佐伯理一郎訳、一八九五年）などがあり、看病という単語は、実に日本人の生活に馴染《なじ》んでいたことがうかがえる。

ところが、ナイチンゲールが創始した看護システムが世界中の国々に伝えられるようになると、わが国にもそのままの形で導入されるようになり、英語の「nursing」と「nurse」という単語を「看護」と訳すようになった。そして海外の動向を反映させて、専門の教育課程を創設し、看護師という職業を社会的に認知させようという動きが活性化したのである。

以来、「看護」という単語は日本語として定着していったようである。「病いを見ずして病人を看よ」と説いたナイチンゲールの教えと、わが国においてこのように〝病気を看る〟（看病）という単語から、〝病人を看護《みまも》る〟（看護）という単語へと切り替わった、その思想背景はほぼ同じ線上にあるように思われる。

さらに、一九一五年（大正四年）に制定された「看護婦規則」によって「看護婦」という名称が法的に定められたという経緯がある。この条文では、看護婦の資格を次のように規定している。「看護婦は公衆の需《もとめ》に応じ、傷病者又は褥婦《じょくふ》看護の業務を為す女子をいう」

と。つまり看護婦は女性でなければならず、かつその対象者は傷病者や褥婦であると定められたのである。

その後一九四八年には、国家資格を持つ看護婦が「保健婦助産婦看護婦法」のなかで認定され、その業務も新たに整理されて今日に至っている。この法律の現代的価値は、保健婦・助産婦・看護婦の免許がすべて国家資格となったことで、従来別々に行われていた教育が一本化され、保健婦・助産婦になるためには看護婦教育の履修《りしゅう》が義務づけられた点にある。

さらに二〇〇一年には「看護婦」という名称が「看護師」に変更されて「保健師助産師看護師法」に改められた。

それでは、初期の看護教育によって育成された看護師たちはどのようなところで働いていたのだろうか。

わが国においては、派出看護婦制度が一八八八年に創始されており、発足当初は教育を受けた看護婦の多くは、派出看護婦として活躍している。一八九九年当時の東京の看護婦数の約8割が派出看護婦会に所属していたといわれるほどである。

しかしながら第二次世界大戦後は、病院看護が主流を占めるようになり、一九八〇年代後半には、看護師の96・5％が、また准看護師の99％が病院か診療所に勤務している。したがって必然的に派出看護婦は資格のない婦人たちによって担われるようになり、その多くは家政婦や病院の付添婦《つきそい》と呼ばれるようになった。付添婦は病院に住み込みながら、病院の患者を看病することが主な仕事である。

さて、家庭に派出看護婦が出向かなくなったのには、その背後に大きな理由があった。それは病人自身が自宅で療養することをやめて、大半が病院に入院するという形態をとるようになったからである。一九四七年（昭和二二年）における施設内死亡者はわずか９・２％であったのに、一九九〇年代にはそれが80％以上にも達していることからも、病人は自宅から病院へその療養の場所を移していったことがうかがえるのである。それに伴い、看護師の働き場所が在宅から病院へ移行するのは、当然の成り行きであったろう。

したがって、現在ではわが国の看護師の大半は、病院や診療所に勤務しており、看護業務は主に病院内で整備・拡充されてきた。その看護業務は保健師助産師看護師法によれば、以下の２点に大別されている。

①療養上の世話
②診療の補助

医療が今日のように高度に発達する以前には、看護師の業務は療養上の世話にその大半が当てられていたのだが、高度成長に伴う医療のめざましい発展のなかで、必然的に後者の診療の補助業務に多くの時間が割《さ》かれるようになり、生活を整えるという看護本来の機能は、看護助手や病院付添婦たちの手に委《ゆだ》ねられていった。

さらに、これも日本の看護の特徴的な事柄《ことがら》であるのだが、初期の看護師たちが、医師たちによって教育されたという事実のなかで、またその医師たちによって雇用されるという形態のなかで、医師・看護師関係イコール主従関係のような性格が長期にわたって続いた結果、看護師の社会における自立と独立というテーマは、今日においても未解決の状態にある。たとえ法律上は、医師の指示を受けて医療行為を行うことがあっても、看護本来の実践領域は、傷病者の生活上の世話（ケア）に置かれているはずである。つまり、看護師は本来医師の指示を受けてのみ仕事をする職種ではないのである。

こうした理念の実現をめざして、一九七〇年頃から大病院を中心として看護改革が行われ、付添婦を全廃して患者の身の回りの世話はすべて看護師が行うという動きが起こった。〝患者中心の看護〟と〝完全看護の実践〟というキャッチフレーズのもとに、全国の看護師が一斉に立ち上がったのである。

その意味で、日本の看護師たちは、看護独自の機能の推進と、医師からの独立を果たすべく、目下《もっか》模索の時代を通過中であると言えるであろう。

そうした流れと交錯《こうさく》するように、日本の現代看護は看護の専門分化と高度化のうねりをまともに受けて、新しい段階に入りつつあることも事実である。つまり、看護教育の大学化が実現したのに加え、専門看護師制度の導入と相まって、スペシャリスト養成への移行が行われているのである。

こうなると、新たな問題が看護界内部から浮上してくる。看護教育の大学教育への移管は、歓迎されてしかるべきであるが、同時に同じ看護師教育でありながら、依然として専門学校教育は継続されているわけで（むろんその数は大学・短大よりもはるかに多い）、看護界内部が学歴や資格の面で大きく二分されてしまうこと。また、大学教育が浸透するにしたがって、臨床で働く大卒や大学院卒の看護師は単純労働（肉体労働）を避けたがる傾向にあり、どちらかと言えば頭脳労働に専門性を求めやすく、看護本来の直接ケア（生活の援助行為）は、専門学校卒業生をはじめ、無資格の看護助手や介護従事者に委ねられてしまい、しだいに看護界における階層性が現われるのではないかということである。

こうした現象から引き起こされる諸々の現実によって、今、日本の看護師たちは、あらためて「看護とは何か」「看護師はいったい何をする人なのか」を問い返している。

さらにもう一方では、在宅ケアシステムが整備されてきており、在宅を支える重要な職種としての看護職は、介護職とチームを組んで、いったい何をどう分担すればよいのかを模索中である。在宅ケアにおいては高度の医療技術は不要なことが多く、本来の看護が十分に届けられることが肝心であるが、それゆえにここでも「いったい看護とは何か」「地域ケアとは何か」「地域看護師の役割とは何か」が問われているのである。さらに地域ケアにおいては、多職種の人々との連携と協働というテーマをクリアしなければならない。

この2つの課題を解くには、本著の第2章から第3章にかけて解いてきた内容が参考になるはずである。まさに「ケアの原形論」なくしては、今後は一歩も前に進めない現状なのである。

長年、病院という医療施設において、医師の下で働き、そのなかで育ち、病院看護のあり方に主軸をおいて自らの専門性を問いつづけてきた日本の看護師たちは、21世紀という新しい世紀に求められる〝本来の看護の役割〟を見失うことなく、独自の機能を推進しなければならない状態に置かれている。

それゆえに、今こそ「ケアの原形論」で明らかになった看護の目的を再確認し、時代が変わっても変わらないものを、自らの実践において実現すべきであろう。

第2節　介護実践の生成過程と介護福祉士の誕生

一八六〇年代にイギリスにおいてなされた「看護の機能」の社会化は、その20年後の一八八〇年代には、わが国にも波及した。

〝社会化〟とは、すなわち〝専門化〟〝職業化〟と同義である。

さらにその後百年が経過すると、今度は「介護の機能」が日本において社会化されはじめた。

そして21世紀に入り、わが国の介護機能は完全に社会化されようとしている。

本来は家庭あるいは生活施設のなかにあって、家族や資格を持たない女性たちによって主に担われてきた援助機能が、家族構造や疾病構造の変化のなかで、社会全体が担わなければならない重要な機能の1つになりつつある。

かつては、家庭のなかにあった看護という援助機能が独立して職業化されたのに次いで、今度は〝介護機能〟の独立である。

いったい、介護機能が社会のなかで独立し、職業化されるに至った社会的要因とは何なのだろうか。さらに一歩進んで、介護保険という制度下においては、介護それ自体が商品となりつつある、こうした事態は今後どういう方向に進もうとしているのだろうか。日本の歴史上で、日本人がかつて一度も体験したことがない新たな社会現象が、今われわれの目の前に繰り広げられているのである。この事実をしっかりと見つめ、介護を取り巻く社会の全体構造を掌握するとともに、介護の本質をつかみとってあるべき姿を実現させることに、一定のエネルギーを投入することは、今日を生きるわれわれには避けては通れない不可欠な課題となっている。

ここではまず、介護の社会化を急速に促した日本の現状について考察することから始めたい。

一国の全人口に占める65歳以上の高齢者の割合を高齢者比率というが、その高齢者比率が７％を超えると、その国は高齢化が始まったと判断される。わが国の高齢化率が７・07％になったのは一九七〇年であった。さらにその率が14％を超えたときに、実質的な高齢社会が到来したと見なされるのだが、わが国においては７％から14％になるまでに、わずか24年しか経っていない。

スウェーデンでは85年、イタリア60年、イギリス50年、ドイツ45年と、いずれの国においても長い年月をかけて高齢社会を迎える準備をしてきているのであるが、一気に到来した高齢社会を支えるべく、急速にケアシステムを整えてきているのがわが国の現状であり、特徴である。

この高齢化問題の中心になるのが「介護機能」である。高齢者は自らの生活を独力で営むのが困難になる場合が多く、生活の質（ＱＯＬ）を低下させずに、当たり前の自立した生活を送ることができるようにと援助するのが介護の重要な役割の１つである。したがって、わが国における介護の社会化は、「高齢化現象」を背景に一気に促進されたのである。

また、家族形態の変化と女性の社会的進出という現象も、介護の社会化を促している。最近では、人々の価値観の変化や住居の問題に伴って、親は子どもに老後を頼らないという風潮が生まれており、同居形態が大きく変化してきているのである。高齢者とその子らとの同居率は、30年前と比すると大きく下降している。従来は同居家族によって介護が行われるのが一般的だったため、同居家族の減少という問題は、介護の社会化にとって大きな要因の１つである。かつては女性であるというだけで、家庭に縛られる生活を送ることを余儀《よぎ》なくされ、介護は女性の役割として定着していたが、この現実は徐々に崩壊《ほうかい》しつつある。

また、一九六〇年代頃から始まった高度経済成長に伴い、さらには男女平等雇用が謳《うた》われるようになって、女性の社会的進出が進んだ。この女性の就業率の上昇という現象もまた、家庭内の介護力低下を招く要因になり、介護の社会化を促したのである。

加えて、疾病《しっぺい》の重度化と長期化という問題が挙げられる。現在の疾病構造は慢性病（生活習慣病）隆盛の時代から、老年退行期疾患の時代へと移行しつつあるという。新感染症が猛威を振るっているとはいえ、一般的にはかつての時代のように感染症そのもので生命を落とすことは極端に減少した。また高度に発達した医療や清潔な環境、栄養状態保持のための管理体制が出来上がったおかげで、多くの生命が救われている一方で、重い障害を抱えながら、残された多くの時間を生きなければならない人々も増大しているのである。

こうした背景をふまえて、病院の役割にも変化が見えはじめた。これまでは病気になれば病院に入院して治療・看護を受けるというのが一般的であったが、今では在宅や生活施設にあって、長期療養をしながら人生の終末期を迎える仕組みを創ってきている。つまり療養スタイルは病院から在宅・地域に移行しつつあるのが実態である。しかしこの仕組みを支えるには、すなわち、疾病の重度化や慢性化や長期化という現象に病院以外の場所で対応するには、身内による素人の援助だけでは、ケアの質と量をカバーしきれず、医療分野の看護師はもちろんのこと、看護師以外にも訓練を受けた専門の援助者が大量に必要になったのである。そのための専門的ケアスタッフを介護福祉士と呼び、国全体でケアシステムを構築しているのが現状である。

さらに第四点目として、身体障害者や精神障害者に対する介護の必要性が認識されはじめているということが挙げられよう。この領域のケアも、これまで家庭または施設においてなされており、ケアの担い手は大半が家族などの身内によるものであった。もしも家族が介護できない状態であれば、施設（障害者施設や精神病院など）に収容されてケアされるという形態がとられた。しかし施設に入所した場合には、長年にわたって退所できないという事実があり、利用者の人権や社会性は著しく損なわれることが多かった。

ノーマライゼーションやグループホームの発想は、障害者分野から打ち出されたものであり、人間として〝当たり前の生活〟を実現させることの重要性を社会に認識させた。最近になって「社会福祉基礎構造改革」が打ち出されると、障害者分野においても「措置制度」から「支援費制度」に切り替わり、利用者主体のサービスが実施されるようになり、居宅支援においては専門的視点と実践を伴う「介護」に期待が寄せられている。

さらに精神障害者領域においても、国は今後7万2千人の長期入院の患者が地域で生活できる状態を整備することを目標に掲げ、地域での自立支援を支える仕組みを作ろうとしている。この分野においてもケアマネジメントのあり方や、介護というテーマが重視されはじめているのである。

以上、介護の専門化と社会化を促進した要因を、4点にまとめてみた。当初は高齢者の増大という現象に対応するために誕生した専門職としての「介護職」は、今では身体および知的障害児・者ケアと精神障害者ケアに向けて、その質と量を拡大してきているのがわかるであろう。

さて、当然のことではあるが、「介護」という単語は大変新しい日本語である。社会一般に使用されるようになったのは、一九八〇年代に入ってからであろう。この言葉が社会福祉領域に登場し、広く国民の間に浸透しはじめる切っ掛けになったのは、一九六三年の「老人福祉法」制定においてであるが、これは当初、特別養護老人ホームの寮母の職務を「看護」と区別するために、介助の〝介〟と看護の〝護〟とを組み合わせて作った言葉だといわれている。

しかし今日では、「介護」は単に寮母職の職務内容のみを指す言葉としてではなく、ホームヘルパーやボランティア活動などにおいても、利用者の生活の自立や自己実現をサポートする活動として位置づけられているほか、家庭内で行われる身内による障害者や老人たちへの生活ケア（世話）をも「介護」と称するようになってきている。その意味では、かつて〝家庭内看護〟と称されていた行為は、今ではすべて〝介護〟という言葉に置き換えられ、それは現代の生活実態を語る特徴的な用語としての位置を占めつつある。

このように「介護」という単語の生成とその職業化は、わが国の生活実態の変容のなかから誕生している。したがって、「看護」が傷病者を主な対象としながら、病院という医療現場を中心として発展してきたのに対して、「介護」はまさに人間の生活の自立を助ける機能として、医療現場以外の主に社会福祉分野のなかで育てられ、発展してきているのが特徴である。それゆえに、「看護」が長年病院のなかで、生活援助行為として「介護」と同質の実践を蓄積《ちくせき》してきている事実があるにもかかわらず、それが医療現場で看護師によって行われていれば、その行為を「介護」と呼ばずに「看護」と呼ぶ。つまり、「介護」と「看護」は行為の性質は同じでありながら、単語が違うように、育てられた場所や行為を行う場所の違いによって、相互に異なる実践として位置づけられているのである。

しかし一方で、病院（特に慢性期病棟）のなかでの「生活援助行為」は、今では看護師自身によって行われるよりも、看護師の指示のもとに活動する「看護助手」や「看護補助者」たちによって担われることが多い。彼女らはかなりの程度までその実践の質量を上げてきており、それゆえに看護助手や看護補助者らの行為を「介護」と称することが可能となっている。にもかかわらず、医療現場においては「看護」は「介護」と一線を画しており、両者の間には融合しがたい壁が出来上がっているのが現状である。

さて、職業としての介護実践が、主に福祉施設や在宅システムのなかに蓄積され、その行為に一定の評価がもたらされ、かつ社会の需要が増してきた段階で、こうした実践者たちの活動の重要性を国が認めて伸ばそうという動きが出てきたとしても不思議ではない。それは「社会福祉士及び介護福祉士法」の制定という形となって実現した。一九八七年五月に成立した同法によって、介護はそれまでの素人による誰にでもできる仕事というイメージから脱却《だっきゃく》して、専門家による特殊な実践として位置づけられ、１つの専門職としての地位が与えられて、社会全体に認知されるまでになったのである。

こうなるとますます「介護」と「看護」の間には一線が引かれ、相互に国家資格を持つ専門職としての意識に支えられて、別々の職業としての自覚が高まったのである。

こうして「介護福祉士」は国家資格を有する職業として誕生した。「介護」（ケアワーク）に国家資格を与えたのは、世界の福祉先進国を差し置いて、わが国が初めてである。わが国は猛スピードで高齢社会の門をくぐった結果、他国のように、「介護」そのものを看護分野の1領域に位置づけて、その組織化や教育化を図るという時間的ゆとりがなかったという事情もあるが、上述してきたように、日本の看護職は完全に病院という施設内に閉じこもるようにして仕事をしてきており、施設外ケア（在宅ケア）に必要な人材の提供を怠《おこた》ったばかりか、在宅ケアのための思想そのものも培《つちか》ってはこなかった。したがって、「介護」ケアの提供母体が社会福祉界であったということは、必然の成り行きであったろう。

老人福祉法が制定された一九六三年といえば、日本の看護界はようやく〝看護独自の機能〟を求めて、重い腰を上げたばかりであり、病院内看護に焦点を合わせた看護理論や看護システムの開発に乗り出した時期であった。当時の看護界が一丸となって、自分たちの内的世界を見つめている間に、国民の介護ニーズは途方もなく膨らんでしまい、そのニーズに応える国の対策が問われていたのであるが、その時、看護界はこうした国民のニーズを十分にキャッチできなかったばかりか、看護実践から生活援助行為という「本来の看護」を引き離してしまう結末を容認してしまったのである。

このように、「介護福祉士」誕生の背景には、日本の社会構造の大転換という事実があったことは確かなことである。しかし同時に、「介護」という機能の社会化を促した要因を考察するにあたっては、その国の「看護」がどのような機能を果たし、どの方向に向かって発展していこうとしているのかという視点を取り入れることなくしては、正確な答えを導き出すことは不可能である。「介護」は「看護」分野を大きくカバーする存在として誕生したからである。

さて、「看護」と「介護」という2つの資格をどのようにとらえ、いかに融合させるかというテーマは、あくまでも提供者側の論理である。この事実を別の角度で眺めれば、画期的な事態が進展しつつあることに気づかされるだろう。つまり、ケアをめぐって2つの国家資格が存在するということは、国民の側、すなわちケアを受ける側から見ればたいそう有り難いことである。医療サイドで育てられた看護と、生活サイドから誕生した介護とが、上手に連携さえすれば、本来のケアワークがわが国で理想的に展開するかもしれないという期待が持てるからである。

「看護」と「介護」が寄り添い、協働しあってこそ、真のケアが国民に届くのである。

ところで、介護福祉士誕生から15年が経過したが、今、この介護の世界にも大きな変化が現われはじめている。

その1つは、介護福祉士養成校の増加と介護福祉士資格取得者数の増大である。平成一六年四月現在の養成校は、389校・465学科であり、このうち4年制大学は33校である。さらに平成一六年三月末には、介護福祉士の資格取得者数は36万8千716人にのぼっている。

介護福祉士教育の大学化とその学歴の高さは、看護教育の大学化の歩みから見ると、桁《けた》違いにそのスピードが早い。今では大卒の介護福祉士はどこにでもいる。こうした学歴の高さが、看護界と同様の混乱をもたらさないと誰が言い切れるだろうか。つまり、介護界における階層性の実現である。このテーマが真実味を帯びているのは、介護界には大卒や大学院卒の介護福祉士に始まり、ホームヘルパー1～2級取得者から無資格の介護者まで、あらゆるレベルの人材がひしめいているという事実によるのである。これまではこうした人々をすべて含んで「介護者」「ヘルパー」などと呼んできたが、そろそろ仕事の内容や質と合わせて、介護者の資格取得のあり方やその階層性についても整理しなければならない時期に来ているようである。

第二点目は、介護福祉士という仕事が、きわめて新しい資格であるにもかかわらず、国民の間にきちんと理解されはじめているという点である。とりわけ、若い層の人々に理解されてきていると感じられる。

先日、筆者が所属する大学のコース選抜の面接で、入学したばかりの学生たちが、介護福祉コースを選ぶ理由として、以下のような発言をするのを目の当たりにした。

・介護は老人や障害者の生活を活性化させるものであり、日常の生活のお世話をすることである。
・自分の存在を、身体が不自由になった方々に活用してもらえたらすばらしい。
・普通の生活を支える仕事がしたい。
・利用者の笑顔を創るのに役立つ仕事が介護である。
・専門家になるためには、きちんとした技術を身に付けたい。

このような発言を聞きながら、介護福祉職の今後に大きな希望と期待を寄せた。

彼らおよび彼女らは、高校卒業段階で、介護の仕事の特徴を見事にとらえているのである。若い世代が高齢者や障害者の世話という、きわめて日常性が高い仕事に魅力を感じて、大学に学ぼうとしている事実に、日本は「介護職」を見事に育ててきたと思ったのである。

特に「自己活用」と「専門性」とを結びつけて語る学生の存在に、筆者はこの道で教育してきたことに誇りを感じ、かつまた介護の専門性はこうした学生たちが成長していく過程で、しっかりと形づくられていくに違いないと思ったものである。

日本で始まった「介護の機能」の社会化は、かつての日本で行われた「看護の機能」の社会化とは、その生成のプロセスにおいて、質的な相異がある。つまり、看護師の育成は、社会の内的需要による看護職内部の醸成《じょうせい》によって誕生したのではなく、西洋の形を模倣《もほう》して導入されたのに比して、介護の社会化は、わが国の社会構造の大きな変化に伴って、日本社会の内部から必然的に形成されてきている。それゆえに、「介護」は国民が身近に望む職業として存在する。ここにわが国において「介護職」が育っていく基盤が十分に形成されていると見てとることができるのである。

しかしながら、この動向のなかで気になる点がないわけではない。それは、介護の専門化を推進させ、発展させている原動力に、当の介護福祉士たち自身が十分に関与していないという点である。

このテーマを、わずか15年しか経過していない現時点で評価することは早計であろう。しかし介護福祉士の自立と独立という課題は、本著の第3章・組織論で述べた内容と照らし合わせながら、介護福祉士自身によって強力に推し進めなければならない。そうでなければ、「看護」と「介護」の連携と統合という理想像を、真に実現することは困難である。

国家資格を得た介護福祉士たちの歩みと主張は、わが国のみならず、今後の世界のケアワークのあり方をリードし、変革していくはずである。

〔第4章の参考文献〕

（1）土曜会歴史部会『日本近代看護の夜明け』医学書院、一九七三年
（2）看護史研究会編集、協力・加藤文三『日本看護史』医学書院、一九八九年
（3）系統看護学講座、別巻9『看護史』医学書院、一九九六年
（4）広井良典『ケアを問いなおす』ちくま新書、一九九七年
（5）新版・介護福祉士養成講座15『資料編』中央法規出版、二〇〇三年
（6）厚生労働省監修『厚生労働白書・平成一五年版』二〇〇三年
（7）日本看護協会編『看護白書、平成一六年版』二〇〇四年
（8）厚生労働省・精神保健福祉対策本部中間報告、二〇〇三年五月
（9）平成一六年度・第一回総会資料、社団法人日本介護福祉士養成施設協会、二〇〇四年四月

第５章　看護の本質と介護の本質
――〃ケアの原形論〃を今日に活かす――

本著の第1章から第４章では、看護の社会化が行われた19世紀半ばのイギリスにおいて、ナイチンゲール思想を通して明らかになった「ケアの原形論」の内容を考察し、さらに19世紀末になって導入された、わが国の看護の社会化現象の特徴を述べた。次いで20世紀半ば過ぎにわが国において顕著になった介護の社会化の内容についても考察してきた。

本章では、これまでに述べたケアの原形思考をもとにして、あらためて「看護の本質」と「介護の本質」を明らかにする。

しかしながら、このテーマ（現代ケア論）については、筆者はすでに『ＫＯＭＩ理論――看護とは何か、介護とは何か』（現代社・二〇〇四年四月刊）において十分に展開したので、詳しくは『ＫＯＭＩ理論』の内容をご参照願いたい。

本著『ケアの原形論』の内容は、筆者がその発展形態として書き表わした『ＫＯＭＩ理論』において、その思想は継承され、かつ現代ケア論として集大成されている。その意味で本著『ケアの原形論』は、『ＫＯＭＩ理論』にとっては姉妹編である。

さて、本章においては、『ケアの原形論』から『ＫＯＭＩ理論』展開に至る筆者の論理的筋道のなかで、なお不明な点や不足の点を、看護と介護の側面から強化、補足しながら、再度、ケアの本質を明らかにする作業に取り組むことにする。

第１節　三段重箱の発想と実践の構造

ケアの原形論をケアの実践に活かすには、まずは看護や介護の実践がどういう仕組みのなかで成り立っているのか、その実践の構造を解き明かさなければならないだろう。実践の全体像が見えて初めて、援助者は自らが行なっている一つひとつの援助行為に意味を見いだすことができるようになるからである。

①三段重箱の発想とは

実践の構造とその性質を示すためには、〃三段重箱の発想〃が役に立つ。

まずは、【図１】を見つめてほしい。これは重箱が三段に重なっているように見えるので、〃三段重箱〃と名づけたものである。

この図（三段重箱）の下段には「ケアの視点・原理・本質」というテーマが入る。ケアを実践するにあたっては、下段そのものが存在すること、次にその内容が明確になっていることが重要である。

本著『ケアの原形論』から導き出された内容は、この下段に位置する思想やものの見方を示しており、ケアの本質そのものに相当する。したがって、この下段に当たるケアの視点・原理・本質が、援助者の頭のなかにしっかりと入っていれば、中段の対象者の置かれた「条件や

【図１】

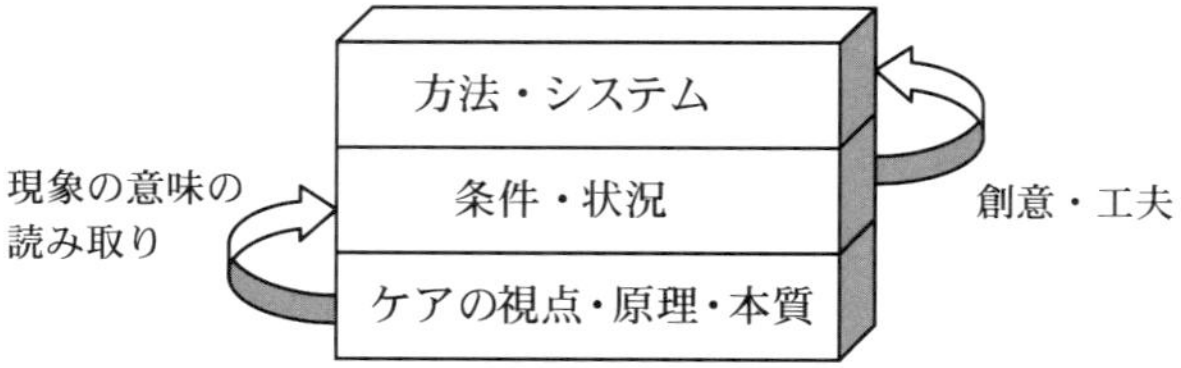

状況」の意味を、専門家として読み取ることができるようになる。

看護や介護という仕事は、ともに対象者の個別の状況に立ち会い、その状況を共有し、対象者が出すあらゆるサインの意味を読み取って（これを観察という）、各々の個別の条件に合わせて、その時々に必要な援助をそのつど見いだし、具体的に生活過程を整えたり、創り変えていったりするところにその専門性を見いだすことができる。この場合、問題になるのは、援助者が三段重箱の中段部分に当たる対象者の置かれた条件や状況を、どのような視点で見つめ、どのようにアセスメントしていくのかにある。この時、対象のとらえ方や見つめ方の方向性や判断基準を教えるのが、下段の内容、つまりケアの視点や原理や本質であり、視点なのである。

したがって、看護者や介護者は、実践にあたって、自らの頭のなかにケアの視点や原理を明確に描けるように、あらかじめ十分な学習と訓練を積んでおかなければならない。この視点の押さえがなされていなければ、対象者の状況をどう読み取ってよいのかわからず、結局は自らの信条や人生観レベルで相手の状況を判断してしまうことになる。これではケアの専門家とは言えないのである。

ナイチンゲールは、かつて『看護覚え書』のなかで、〝看護であるものとないものを明確にすること〟の大切さについて触れているが、このナイチンゲールの指摘を待つまでもなく、看護や介護活動においては、援助する個々人の信条や人生観に大きく左右されない、客観的で専門的な判断基準が用意されるべきであり、当然のことながら、この下段のケアの原理や本質は、すべての看護者や介護者に共有されることが不可欠の条件となる。看護や介護を行うに際しては、個人的な信条や人生観がいかに異なっていようとも、ケア提供者であれば誰もが同じ専門的な見解を持って対象者に向き合うことができて初めて、その集団を専門職集団と呼ぶのである。

さて、中段の対象者が示している現象（サイン）の意味が読み取れたならば、次に、この条件に合わせた形で上段の援助方法を工夫していくことになる。同時に、看護援助や介護支援がしっかりと対象者に届くように、組織（システム）のあり方や管理の方法をも工夫しなければならない。したがって、ここでは創意・工夫が強く求められているのである。つまり、上段の内容はあくまでも中段の状況次第《しだい》で決められていくものであり、それはきわめて個別性が強く、また一回性、特殊性を持つことが多い。これがケアワークの全体的特徴である。

したがって、看護や介護の仕事においては、基本的に〝ルーチンワーク〟は馴染《なじ》まない。ルーチンワークで行なったほうがやりやすい面もあることはあるが、仕事の画一性を重視すればするほど、その行為は限りなく看護者や介護者中心になりやすく、対象者の個別状況にはそぐわないものになる。

つまり、看護や介護の実践は、順次、下段から上段への矢印で進められていくという特徴を持っているのである。これが真の実践の構造である。

しかしながら現実はどうかと問えば、必ずしもそうなってはいない。否、どちらかと言えば、上段から中段の矢印の方向か、もしくは中段から上段への矢印という二段だけで進められることのほうが多いだろう。ハウツー方式と呼ばれるものは、すべてこの上段と中段の二段だけで片づけてしまう。○○の時にはどうする、××の場合はこうするなどという発想は、すべて状況に対応する答えが先に決まっていて、それを当てはめていけばよいようになっている。あるいは反対に、まず上段に当たる形を先に決定しておいて、中段の状況をその形どおりに当てはめようとすることも、ハウツー方式である。

現代社会においては、このハウツー方式やルーチンワークシステムが発達しているので、ケアワークにおいても一見このほうが合理的のように考えがちであるが、看護や介護の実践に関しては、この方式は当てはめにくいのである。なぜなら、対象者の置かれた条件や状況は、日ごとにまた個々人によってまったく異なるものであり、画一化した内容を提供しようとすればするほど、本来のケアのあり方から遠ざかってしまうという性質を持っているからである。したがって、対象者に〝看護や介護そのもの〟を提供しようとすれば、底辺（下段）のものの見方をしっかりと身につけて、その発想で対象の条件・状況を読み取る訓練をしていったほうが早道である。

②わが国の条件・状況に見合ったケアのシステムづくりを……
〈山登りのたとえから〉

看護や介護の実践を行うにあたっては、確たるケアの原形思考を脳のなかに叩《たた》き込み、絶えず目標を見失うことなく歩まなければならないのだが、この視点が欠けていると、どういうことになるのだろうか。

山登りの例を通して、現実を分析してみよう。

私たちが山登りをするときには、まずは目標となる山を選択、決定し、その山の性質を調べ、必要な装備をし、登山のための十分な知識を学び、かつ必要な訓練をすることだろう。そういう準備をせずに、山であればどこでもいいとばかりに登れば、思わぬ事故に遭《あ》ったり、体力を消耗して苦しさばかりが増したり、場合によっては頂上にたどり着くことすらできないという事態を招きかねない。

これと同じことが、看護の山や介護の山に登るときにも言えるのである。

看護職にある者は、この30～40年間というもの、看護という山に登るにあたって、目標となる山がいったいどれで、はたしてそれはどこにあるのかという確信も持てないまま、誰かがあの山が目標だと言えばそうかと思っては登り、あれは間違いで実はその山だと言われれば、またそうかと思っては登り……と、こうした曖昧《あいまい》な思考のままに、これまでいくつもの山に登ろうと努力してきた。しかも不思議なことに、看護界のリーダーの多くが示してきた山のほとんどは、実はアメリカという国に存在するもので、日本人が登るにはきわめて悪条件だったのである。

介護職にある者はといえば、介護に山があることすら知らずにいる。彼らは平坦な道を、目標を見定めないままに、ひたすらどこまでも歩こうとする。

これではいつまで経っても、看護・介護者たちは、いたずらにその体力を消費するだけで、頂上を極めることはできないばかりか、両者は永遠に合流できないことになる。

看護や介護実践にケアの原形思考（本質）が必要であるという理由は、実践の本質を知ることで、看護・介護者たちが「目標の山」を明確にし、さらにその山の性質を知り、装備の仕方や登り方を学び、かつ登山のための地図を描いて、遭難《そうなん》しないように気を配ることができるようになるからである。かつ、看護も介護も同じ山を登るのだと納得することにもなる。両者は、状況によっては登り方やそのルートは異なることもあるが、めざす山とその頂上は同一であるとわかるであろう。

看護実践の原形も、また介護実践の原形も、その本質を歴史的に考察してみれば、人々の暮らしを健康的に整えていくことを目的に、個々の対象者に、その心身の不健康や損《そん》傷《しょう》がもたらす、日々の生活上の不便や制限や消耗を取り除くべく、手助けするのが本領である。つまり本来、各々の職業がめざすものは一致しているのである。

本著の目的は、このように看護と介護が共有している思考（原理）について明らかにし、その原理にもとづく実践ができる援助者を育てることにある。

今や看護教育や介護教育が大学で行われる時代にあって、油断すると、看護や介護は理論や書物で教えられると錯覚しやすい状況が生み出されている。しっかりと実践の目的を押さえ、どのような実践が看護になり、介護になるかを明確にしていかなければ、看護者や介護者たちは戸惑い、目的を見失ったまま、がむしゃらに自分勝手に歩き出してしまう恐れがある。ここに実践を導く原形思考を明確にする意義が存在する。

さて、ここでもう一度、三段重箱の発想を使って、わが国に見合ったシステムを考え出していく必要性について考察してみよう。

三段重箱の中段の「条件・状況」という項に、「国」や「文化」や「時代」というテーマを置いたらどのようなことが言えるだろうか。

それらは時間軸のなかで常時変化・進展するものである。変化するものの性質は、「ケアの原理や本質」に照らし合わせて、その意味づけがなされていかなければならないという考え方が、三段重箱の発想であった。つまり、日本には日本の条件・状況があり、アメリカやイギリスなどの他国には、それぞれの国の条件・状況があると見ていくのである。国が異なれば文化や政治経済や社会保障のあり方、またそこに暮らす人間の考え方が異なるのが常である。また文化が異なる世界にあっては、そこでなされるケアのあり方や実際も、各々大きく異なっ

【図２】

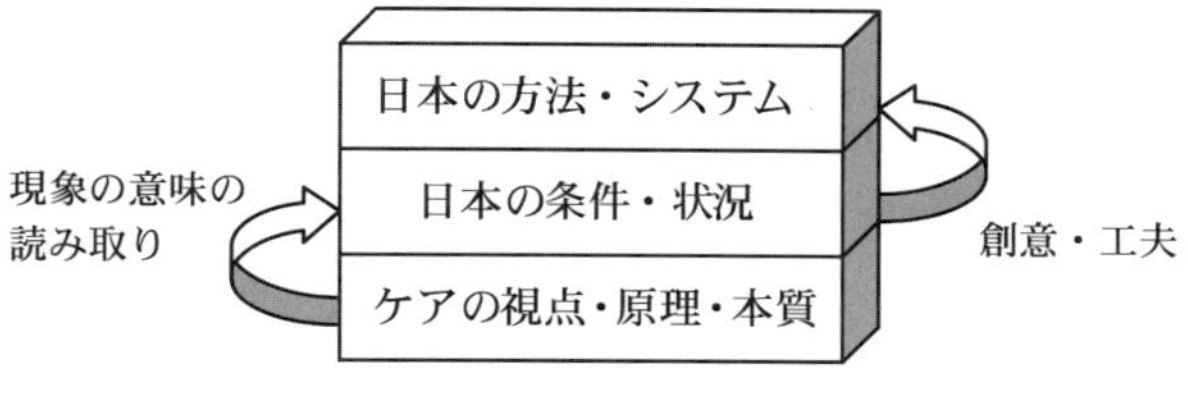

てくる。

このようにとらえると、中段の内容如何《いかん》によって、上段の具体的ケアのあり方やシステムは大きく影響を受け、常に変化し移り変わっていくことがわかる。そしてまた、このことによって、わが国のケアシステムは、わが国の文化や時代性に合わせて、本質論をふまえて構築していかなければならないということが見えてくる。

この点は、実は大変重大な事実である。

残念なことに、わが国は明治以来、諸外国、特に欧米の文化に倣《なら》うことが多く、それは看護や介護においても同様であった。看護や介護の実践形態というものは、ことにその国の文化や生活のあり方に関係し、それらに負うところが大きいはずなのに、まったく事情を異《こと》にする欧米のシステムを、日本のシステムとして無批判に取り入れてきた歴史が長いのである。これでは日本の看護・介護というケアワークは、日本という土壌に根づかないばかりか、根腐れを起こしてしまうであろう。

新しい時代、21世紀のケアシステムを築き上げるためには、三段重箱の発想に基づき、ケアの原理をしっかりと頭に叩き込んだうえで、わが国の条件と状況を読み取り、わが国に適応するシステムを構築していかなければならないのである。その意味で、ケアの原形思考がケアワークの世界に与えるものは大きいはずである。

ケアの実践者たちは、常にケアの原形思考を頭に描き、目的を見失うことなく、一回性、個別性、特殊性が強いケアという実践を、その国の条件に見合った形にして提供していくことが使命である。

第2節　ケアの原形思考を実践に活かす

①看護の本質と実践のあり方

看護の本質に関しては、すでに第2章第3節で「ケアの原形論の骨子」としてまとめておいたので思い出してほしい。下記にあらためて取り出してみる。

「看護的ケアとは、病者の内で起こっている〝自然の治癒過程〟が順調に進むように、またそうしたプロセスを妨げないように、その人の持てる力に力を貸すことである。そして、この場合の力の貸し方は、生命体を取り囲む生活過程全体に働きかけて、その人が自らの力で維持・管理できない生活過程の一部分、あるいは大部分を補い（代行し）つつ、その人の内の力が拡大するように援助することである」

これは看護創設期に掲げたナイチンゲールの発想をベースにして、筆者自身が組み立てた看護的ケアの目的に当たる文章である。

この文章でわかるように、看護活動は決して治療処置に専念するような性質のものではない。むしろ病気や症状（生命過程の乱れ）を持った人たちの、症状や病状からくる生活の不自由さに目を向け、その人らしく生活過程を整えるという援助を通して、健康を回復させ、結果としてできるかぎりの自立が果たせるように、また自己実現が可能なように志向するものである。しかも、その時の目安は、その人の持っている力や健康な力、または残された力に注目して、その内なる力を伸ばそうと働きかける援助活動なのである。

この発想をまずは看護職間で認め合い、共有し合うところから出発すべきである。そのうえで、本来のこうした看護のあり方を、介護職の人々にも理解してもらう努力をしなければならない。看護の本質は、現在の介護職がめざしているところと限りなく近いからである。

つまり本来の看護とは、健康を取り戻すために、主に傷病者の日常生活を創造的に創り変え、整える専門家なのであるが、現代においては、看護の対象が傷病者のみならず、高齢者や心身障害者にまで拡大され、結果として、介護職が対象とする人々と重複することになった。このことによって、看護と介護は協働して仕事を実現しなければならない関係にあり、両者はともに、生活を見つめる視点を共有し、きっちりと専門家としての頭を育てられていなければ、一歩も前に進むことができない職業なのである。

この看護の定義にもとづいて、筆者が提案したのが「ケアの5つのものさし」である。

（1）生命の維持過程（回復過程）を促進する援助
（2）生命体に〝害〟となる条件・状況を作らない援助
（3）生命力の消耗を最小にする援助
（4）生命力の幅を広げる援助
（5）持てる力・健康な力を活用し高める援助

5つのものさしは、そのまま「介護のものさし」として活用することが可能なので、現在ではこれを「ケアのものさし」と称して、介護職の人々にも伝えている。そしてこの5つのものさしは、前節の三段重箱では、下段の箱に入るものの見方である。

したがって、ものさしの発想をしっかりと頭に入れて対象者の状況を読み取っていけば、看護の方向性を見誤ることはなく、具体的な看護の方法を思い描くことが可能になる。

ところで、最近の看護界では業務分析を細かく行なって、その一つひとつの業務が看護であるかないかと分別し、できるかぎり業務をスリム化して、看護本来の仕事をしていこうという傾向が見られる。たとえば、薬に関する業務についてはできるだけ薬剤部に依頼し、種々の検査にまつわる業務は検査部に請け負っていただくなど、看護師は本来の看護に専念しようと考えてきているのである。その結果、従来看護師は〝何でも屋〟のように仕事をこなしてきたが、ようやく仕事の合理化と適性化の兆《きざ》しが見えはじめてきている。

しかし、ここに問題がある。それは、業務をスリム化させたとして、では看護界はいったい何を自らの仕事として残すのか、という課題に対する答えを明確に用意していないことである。業務分析をしていくことで、この答えが見つかるとは思えない。「配膳《はいぜん》は看護なのか」「食事介助は……？」「洗濯は……？」「掃除は……？」と問うていけば、看護師の多くはそれらが看護であるかないかを即座に答えることはできないだろう。したがって、業務分析そのものをいくら行なっても、そこから本来の看護が見えてくるわけではない。なぜなら、業務として行なっている事柄は、すべて三段重箱では上段に当たる内容だからで、それらは逆に下段の理念に導かれて、そのつど、判定されなければならない性格を持っているからである。

看護の原理や本質、さらには先に示した「ものさし」の発想をしっかりと身につけていなければ、些細《ささい》な臨床的出来事に遭遇《そうぐう》したときに、看護的な判断を下すことは困難になってしまうのである。

このことを示すために、ここで一例、看護学生が直面した実習場面について紹介しよう。その学生は看護学校の2年生で〝成人看護学〟の実習のために、ある病院に来ていた。その日はちょうど実習の真ん中で、60代の女性の患者Aさんともコミュニケーションがとれ、大きな問題もなく経過していた時期に当たる。その日の朝、学生が申し送りを聞いてAさんの部屋を訪れると、Aさんは「学生さん、申し訳ないけどお洗濯してもらえませんか？　昨夜から高熱が出て、ようやく朝方下がってきたのだけれど、汗がすごくて一度は着替えたのに、またじとじとしてきてしまって……。取り替えたいのだけれど、寝巻きの着替えがなくなってしまったの」と話しかけてきた。それを聞いた学生は「やってあげたいな」と思ったのだが、一方で「洗濯をやってもいいのかな」という疑問を持った。そのためにAさんには「ちょっと待っていてください」と言っておいて、実習指導者に問い合わせたのである。その結果は、指導者も明確な答えを出せず、指導者は次に看護学校の教師に尋ねてみることにした。するとその教師はこう答えたという。「洗濯はさせないでください。洗濯は看護ではありません。学生にはすぐに患者さんの家族に電話を入れて、着替えを持ってきてもらうよう伝えてください」と。

こういう出来事は、どの病院の、どの病棟でも常時起こる可能性がある。しかしはたしてこの答えでいいのだろうか。この場合、教師は「洗濯は看護ではない」と断言している。『看護覚え書』でナイチンゲールが打ち出した〝看護であるものとないもの〟を明確にするという発想は、このように業務一つひとつに対して、それが看護であるか看護でないかのレッテルを貼るように思考したものではない。洗濯は看護ではないと言う看護師は、おそらく掃除も配膳も買い物も看護ではないと考えるに違いない。たとえ基礎看護学の授業で「看護は患者の生活過程を整えること」と教えたとしても、掃除や洗濯や買い物は看護行為には入らないと考える教師や看護師は多いのである。

このように、現在の看護界では掃除や洗濯や買い物などは、看護師という専門職は行わないとどこかで決めつけているところがある。そして自分たちは、医療技術を提供する専門家であると錯覚してしまう。

しかし、こういう発想からは、看護の本当の姿を描くことは不可能である。一つひとつの業務に対して、看護であるかないかとレッテルを貼るやり方は、三段重箱の仕組みから見れば、上段の内容を整理しているにすぎないからである。それでは看護そのものが見えにくくなってしまうのである。

そうではなく、下段のものの見方を取り込んで、その時その場において（その状況のなかで）、洗濯や掃除をすることが看護になるのかならないのか、と考えていくのが看護の方向なのである。したがってこの患者の場合（その時の条件や状況のなかで）は、「その時、洗濯こそ看護である」という結論を下せる頭を、教師は学生に教えていかなければならないのである。

では、なぜ「その時、洗濯こそ看護である」と言い切れるのだろうか。

ここにものさしの発想（看護の原理や視点）が必要になる。その時の患者の体内では、まさに解熱という回復過程をたどっているのであり、看護はその回復過程を妨《さまた》げてはならず（ものさし1番）、かつその時の生命力の消耗を最小にするように（ものさし3番）、患者の生活を工夫していくことが求められているのである。そうなると、このものさしの延長線上に出てくる具体策は、この患者の場合、1つしかない。つまり、すばやく汗を拭《ぬぐ》い取るために、また身体を冷やさないために、着替えが緊急に必要であり、その着替えのための寝巻きがないのだから、即刻洗濯をして乾かさなければならないとなるのである。ものさしを活用すれば、こういう結論を導くことは、そう難しいことではない。もちろん、病棟に貸与できる寝巻きがあればこうした問題は起きないのだが、病棟にそうしたシステムがないのだとしたら、さらに家族が近くに住んでいなかったり、すぐには着替えを持参できる状況にないのだとしたら、受け持ちの看護学生がその時にできることは、洗濯を行うために即座に席を立つことなのである。もちろん、洗濯したあと、速やかに乾燥させる手立てを創意・工夫しなければならないことは、言うまでもないだろう。

しかし実際には、この学生が洗濯をしなかったという結果から、患者Aさんには、身体を濡《ぬ》れたまま放置されたことによる生命力の消耗と、コンタクトのとれている受け持ちの学生に依頼したのに断られたという心理的消耗の2つが加えられたことになる。したがって、この学生の対応は、こうした観点から明らかに〝看護にならなかった〟と判断できるのである。

このように、「洗濯という行為は看護かどうか」と問うのではなく、「その時、洗濯は看護になるかどうか」と問うことが肝心である。ここで誤解しないでほしいのは、筆者は「いつでも洗濯は看護であるからすべきである」と断言しているのではない。患者の状況が異なれば、洗濯が看護にならない場合も出てくるからである。問題は、あくまでも患者の状況（三段重箱の中段）を看護的に読み取れるかどうかにかかってくる。

したがって、患者の条件・状況を看護的に判断できさえすれば、条件次第《しだい》で、看護師は生活にかかわるすべての事柄において、何をしても看護になる可能性がある。しかし逆に、ものさしの発想から外れれば、何を行なっても看護にならないということになってしまう。

このように、看護の難しさは、こうしなければいけないという絶対的な答えが、あらかじめ決まっていないことにあるのである。しかし答えが決まっていないのだから、1回ごとに異なる条件に対して、看護的に現象を読み込みながら、創意・工夫をする面白さがあるわけで、ここに看護の芸術性（アート）が発揮される所以《ゆえん》がある。

三段重箱と5つのものさし（看護の原形思考）は、このように活用していくのである。

②介護の本質と実践のあり方

さて、次に介護の本質について考察してみる。

前述した「三段重箱」の発想は、そっくりそのまま介護の世界にも当てはまることはすでに述べた。介護はとかく食事や排泄や入浴などの「援助技術」を提供する単純労働だと思われがちだが、それは大きな誤解である。三段重箱で見れば、こうした援助技術は形として表現されたもので、つまりは上段の部分に当たるのである。画一された技術をいくらマスターしたとしても、中段の利用者の置かれた条件や状況の意味を専門家としての眼で読めなければ、それらの技術は役に立たないことが多いばかりか、相手に害を与えたり、相手の言いなりになったり、または押しつけになったりで、介護にならないことがあるのである。

また新しい政策やシステムをいくら学習したとしても、下段の視点をしっかりと身につけていなければ、時代の流行を追いかけたり、指導者の言いなりになってしまい、介護者一人ひとりの専門家としてのアイデンティティを見失ってしまう。今日の日本の介護界は、この点（介護の本質論の学習）における訓練をほとんど授《さず》けていないので、介護の自立を図るためにも、ぜひとも下段の内容を習得させるべきである。

では、介護とはいったい何なのだろう。

これは、介護が持つ機能の性質を分析することによって明らかになるはずである。この場合の介護の機能というのは、介護実践そのものが持つ性質のことをいう。介護職は、わが国のケアワークのなかから、ことに高齢者対策として誕生したものであり、望ましい介護理念が先に存在したために生み出された職業では決してない。したがって、介護の本質を見極めようとすれば、実践のなかからその性質をたぐり寄せていく方法を取るのが常道であろう。

ここで再び本著の第2章から第3章の流れを思い出していただきたい。

看護的ケアは、広い意味での福祉実践のなかから分岐《ぶんき》して誕生したものであり、それはナイチンゲールによって、対象者を〝病人、障害者、虚弱老人〟に設定されたところからスタートしている。

その後の歴史の流れのなかで、特に20世紀後半に入ってからは、一般的に看護的ケアの対象は、病人のみに絞らず、広く障害者や虚弱老人にまで広げられたのであるが、わが国においては、看護職（この場合は、スクールナースや産業看護師は除く）は治療が必要な病人以外の対象者に向けてのケアを提供するという十分な体験を持たなかったがゆえに、障害者や虚弱老人たちへのケアは、必然的に看護師の資格を持たない介護職の手に委ねられていった。したがって、介護は、治療の必要がない人か、または常時の治療の必要がない人々を対象として発展してきた。

これで呑《の》み込めるだろう。本来の看護と本来の介護は完全に同根の歴史を持つのである。したがってその活動を支える理念や視点も、双方はまったく同じものを持っていなければならないのである。両者の異なる点はただ１つ、それは対象者の置かれた条件・状況のみである。これを三段重箱に当てはめて考えてみれば、下段は共通するものを持っているが、中段の対象者の条件・状況が異なるために、上段の介護方法や介護システム（仕事の形や現象）は看護とは異なる面があると見えてくるであろう。

このように、本来の看護と介護は、三段重箱の下段の発想を共有しながら発展すべきである。ただし、わが国では介護職は福祉分野で育ててきた経緯があるので、理念的にもまた現象的に見ても、異なる職種であるかのように錯覚しがちなのである。しかし今は医療と福祉の連携と統合の時代を迎えたのであるから、余計な垣根や派閥《はばつ》にはこだわる必要はない。真っ直ぐに、事の本質を見て取る努力を惜しまず、本来のあるべき姿を創り上げていけばよいのではないだろうか。

ところで、現在の日本の福祉領域では、ケアワークやソーシャルワークにおける活動の指針として、

i　利用者の人間としての尊厳を守る
ii　利用者の意思決定の重視
iii　自立した生活の実現

の3点を掲げている。この取り組みは、従来の〝措置《そち》〟という発想からは完全に抜け出しており、そこには援助者に求められている援助の姿勢や方向が明確に示されている点で、大変わかりやすい。

しかしながら、この発想と表現をただお題目のように唱えたとしても、介護実践の目標が明確になるわけではない。なぜならば、この表現では、介護は利用者の要求や希望どおりに動くことを最優先させるという誤解を生じさせやすいからである。対象者の状況を、その人に焦点を当てて、援助者の主観を交えずに見ていくことは、介護の基本ではあるが、その先に介護者自身による〝ありたい姿勢〟や〝あるべき生活〟を描けなければ、長い眼で見たときに、利用者をどう導いてよいのか迷いが生じてしまうだろう。その点で、筆者は、介護活動にも援助の目的が明確に定められるべきであると考えている。

そこで、筆者は介護の定義を以下のように定めた。

「介護とは、1つの目的を持った生活援助行為である。その目的とは、高齢者や障害者が、各々の生命の質と生活のあり方にそって、自己の持てる力を十分に発揮して、自立した（健康的な）生活が送れるように、その生活過程（暮らし）を整えることである」

この文章のなかでキーワードとなるものは、①生命の質、②生活のあり方、③持てる力の発揮、④自立した生活、⑤生活過程を整える、の5点である。そしてこの5点は、介護活動の方向性を考えていくときの指針になりうるものでもある。

つまり、介護は先の文章のなかで挙げた3点のケアワークの活動指針のように、まず一人ひとりの利用者の人間としての個性や尊厳を見つめることから出発する。それぞれの利用者が大事にしてきた価値観や人生観を知ることから始めて、その人の人となりを尊重した接し方を体得していくのである。そのうえで、その利用者が抱えている身体的状況を判断し、その状況に見合った介護の方法を考えていく。一般的に介護者は身体を見ないと言われるが、それでは介護技術は駆使《くし》できない。介護も対象者の生物としての側面（生命の法則）を知って、その法則に関心を寄せ、身体の仕組みを学習し、それを介護の技術に活かしていくのである。したがって、介護は単に食事の介助をしたり、おむつを交換するなどという単純労働ではない。人体の仕組みへの興味と関心を抱き、その関心に支えられて裏づけのある技術を駆使しなければ、決してよい実践はできないのである。

さらに介護を必要としている人々が抱えるさまざまな生活上の問題を解決するために、今その人が持っている健康な力や残された力、または持てる力を見極めて、解決への具体的プラン（ケアプラン）を立案するのである。援助者がめざすケアの方向性は、〝その人の自立とＱＯＬの向上〟であり、そのために可能なかぎりのアイディアを提供する。その一連の援助の過程を「介護過程」と呼ぶ。そして援助の具体的内容は、まさに「生活過程を整える」ことそのものなのである。

このように述べてくれば理解できるはずである。看護活動も介護活動も、その活動の視点や方向は完全に同じであるということを……。つまり看護も介護もその活動の基本は「生活過程を自立とＱＯＬの向上に向けて整えること」なのである。

そして、その活動に具体的指針を与えるのが、「ケアの５つのものさし」である。

第３節　看護と介護、各々の独自性について

これまで述べてきたように、ケアの原形論をもとに思考すれば、「看護の本質」も「介護の本質」も同一の内容であり、各々の実践がめざす方向性も共通である。しかしながら、各々の領域には責任を持って行う実践の範囲や役割の取り方の特徴があってしかるべきである。

本節においては、看護と介護が果たすべき役割に照らし合わせて、各々の実践において強調すべき思考の特徴を明らかにする。

①看護の役割は〝病気を看護の視点で見る〟ことで、「生活の処方箋」を描くこと

看護と介護の最大の相違点は、看護師には医療処置行為が許されているという点である。そのために、結果として看護も介護も「生活の処方箋《しょほうせん》」を描いて、生活過程を整える実践を行うという点においては、そのめざすところは同一であるにもかかわらず、看護師は症状や病状を見つめる視点については、介護職をリードできる実力を備えていなければならないのである。

つまり、看護も介護も対象者の〝生命過程の質〟（症状や病状や身体の状態）をアセスメントするところから出発し、〝生活過程の特徴〟（その人らしさ）を見極めつつ、その生活過程を個別に創り変えていく職業なのであるから、生命の法則や病気や症状をどのように見つめるのかという点に関しては、両者ともに同じ視点で一定の見解を持っていなければならない職業なのである。しかし、現段階の介護福祉士養成カリキュラムにおいては、人体の仕組みや病気の実態について、深く学べるようには科目が配置されていないため、

実践領域にあっては、どうしても看護師にこの点をリードする力が求められているのである。そしてここが肝心なところなのだが、その病状や症状を見つめる視点は、あくまでも〝看護〟のそれであって、〝医学〟のそれであってはならないということである。

これまでの日本の看護の歴史を振り返れば、看護者の多くは、人体や病気について、医師から医学の視点で教えられてきていることに気づくのである。またそのことを当然と考える風潮が強く存在した。したがってこの発想からは、人体や病気を看護の視点でとらえようという動きは起こりようがなかった。すなわち、解剖学、生理学、病理学、各疾患の理解の仕方など、ほとんどを医学の視点で教えられてきた看護師たちは、医師たちと同じ眼で病者を見つめ、医師たちと同じ治療の方針を共有し、その上に立って看護方針を明らかにしようとしてきたのである。結果として、看護の方向性がいつでも医学的ケアの延長線上にあったとしても、それは当然の成り行きであった。

しかし、看護師は医師と異なる独立した専門職である。とするならば、病気を医師とは異なる視点で見つめることが不可欠の条件である。医師と同じ視点で見つめることを学習すれば、医師が育ってしまうからである。看護の視点から見た病気や症状や人体のとらえ方を確立しないかぎり、看護師の実践は本来の形を現わすことはできないのである。これまでどおりの学習内容では、結局、ミニ医者をより多く育てる結果になりかねない。

さて、本テーマの追求は、ごく最近始まったばかりである。幸いなことに、一九九七年に改正された新カリキュラムの発想の根底には、筆者のものの見方と共通するものが流れている。そしてすでに「生活行動の枠組みから〝からだ〟を解説しようと試み、からだのつくりと営みを、日常生活行動との関係から再構築[1]」しようという動きが始まっている。

生命過程と生活過程とは相互に大きく影響し合う関係にある（この点についてはすでに第2章で男の子の図を用いて解説したので参照のこと）。生活過程を創造的に整えることを本業とする看護は、生活過程に多大な影響を及ぼしている人体の仕組みを、生活の視点からとらえられるようにならなければならないのである。今後はこうした視点での教育が本格化していくことであろう。

このテーマは、日本においてはまず、看護師が医学や医師から真の意味で職業的自立を果たすことが急務であることを示している。これまでのように、看護師が医師の従属物のように仕事をしていては、看護の自立と独立はありえない。さらには自ら独立していない看護師が、他職種に看護の専門性を認めてもらおうとしても、それは不可能なことである。看護の独立を図るためには、まず看護師自身が、病気や症状や人体や、さらにはこれらに多大な影響を与える人間の生活について、看護独自の視点を持って、対象者に働きかけることができるように努力することが先決である。そうすれば、他職種の人々は看護の本当の姿を知って、心から賛同し納得することであろう。

では、こうした病気や症状や人体を見つめる看護の視点の特徴とは何であろうか。

ここで参考になるのが、ナイチンゲールの病気のとらえ方である。本著では、彼女の思考の内に「ケアの原形論」を求めてきたわけだが、病気や症状のとらえ方というテーマについても、ナイチンゲールの発想からは学ぶものは大きい。

当時、ナイチンゲールがつかみ取った視点は、他の分野や他の人々の発想を借りたものではなく、未熟だった看護の世界に本物の看護を創設しようとして、ナイチンゲール自らが思案したものであるだけに、そこには「丸ごと看護の視点」が存在する。19世紀半ばには、看護を取り巻く他学問が今日ほど発達していなかったので、他学問の影響を受けることはほとんどなく、彼女が発想した病気のとらえ方は、彼女独自のものであり、それゆえに看護のオリジナルなものの見方と断言してよいものである。

そのナイチンゲールは病気について、次のように述べている。

「すべての病気は、その経過のどの時期をとっても、程度の差こそあれ、その性質は回復過程［reparative process］であって、必ずしも苦痛をともなうものではないのである。つまり病気とは、毒されたり［poisoning］衰《おとろ》えたり［decay］する過程を癒《いや》そうとする自然の努力の現われであり、それは何週間も何ヵ月も、ときには何年も以前から気づかれずに始まっていて、このように進んできた以前からの過程の、そのときどきの結果として現われたのが病気という現象なのである(2)」

ここには看護の視点で見つめる病気の姿が見事に描き出されている。すなわち、病気とは、体内で引き起こされる〝自然の治癒《ちゆ》過程〟の姿そのものなのである。

この見方は見事なまでにプラス思考である。たとえば、悪いものを食すれば、嘔吐《おうと》したり、下痢をしたりするだろう。この力は健康な力であり、まさに体内で働く自然の治癒過程の現われなのである。鼻粘膜に付いた多量の病原菌や異物《いぶつ》を洗い流そうとしているのが鼻水という現象だし、身体全体で異種細胞を排除しようとして働く姿が免疫機構の仕組みである。その結果、私たちの身体は痛みや腫《は》れや熱を感じることになる。

問題は、こうしたとらえ方を看護の中心にすえた場合、看護の働きがその先にどのように見えてくるかということである。この視点からは少なくとも、症状はすべて悪いものであって、すぐにでも除去・消失させなければならないものであると考えることはない。身体の内で働く自然の治癒力に目を向け、その力の働きに感謝したり、応援したり……という気持ちが湧くはずだからである。そこから病気や症状の、人間にとっての意味を考えたり、生活のあり方に思いを馳《は》せることになる。

このように、看護者はまず、病気をプラスのイメージでとらえられるようにならなければならない。しかしそのためには、多くの学習が必要になることは言うまでもない。これまでのように医学的な知識を吸収するだけの学習では、こうしたプラスのイメージづくりには役立たないからである。一つひとつの病気や症状について、それが体内でどのような治癒過程をたどっているのかについて、具体的にイメージできなければならないし、その治癒過程が順調に経過するように、生活過程に工夫を凝《こ》らすためのアイデアを探さなければならないのである。この生活過程への〝工夫の仕方〟のなかに、看護の独自性が表現されるということは、これまで繰り返し述べてきた事柄である。

つまり、ナイチンゲールが〝生命の法則はいつも条件次第のものであり、いつも冷徹なものである〟と述べているように、生命体のなかで働く回復力は、その生命体が置かれた条件のなかで発揮するものであって、条件が悪ければ、修復過程は失敗に終わることもあるのである。したがって、生命体に宿《やど》る自然の治癒力がその力を十分に発揮できるように、いつも条件を整えておくことが看護の役割であると見えてくるのである。

さてここで、病気を見つめる看護の視点と医学の視点との根本的な相違は何かについて具体的に考えてみる。このテーマを考えるにあたっては、細胞レベルで押さえるのが最もわかりやすいように思われる。

つまり、医師たちは細胞レベルに生じた病変（現在では細胞内の核のなかの遺伝子レベルにおける異変）に関心を寄せることによって、その病気の本体を突き止め、診断と治療という一連の活動を営んでいくことが仕事である。しかし、同じ細胞を見つめるのでも看護のそれは医師とは異なる。看護師は、細胞の健康状態を維持すること、または細胞を健康に生まれさせることに関心を寄せなければならない。

この視点の相違は重要である。「病的細胞」ではなく「細胞の健康」というテーマに関心を寄せる看護は、まず何よりも、新しい健康細胞づくりに必要な、その細胞の材料となる酸素と栄養素の取り込み方に注意を向けるはずである。さらに細胞の造り替えが行われる睡眠時間についても、専門的関心を寄せて積極的に整えるはずである。また残された健康細胞の健康を維持するためには、細胞たちの持てる力を十分に活用すべくプラスの刺激を与えつづけるであろう。

このように、看護の視点で人体や病気や症状を見つめられるようになると、スッとその先に「生活の処方箋《しょほうせん》」が描けるようになるのである。そして「呼吸」「食事」「排泄」「睡眠」「運動」や「快の刺激」がなぜ必要なのか、なぜこうした行為に関心を寄せることが看護なのかが、素直に納得できるようになるはずである。

看護は決して医師の指示を受けてのみ動く職業ではない。こうした当たり前の生活過程を整えていく職業なのである。したがって、まずは身体や症状や病状を看護的にとらえて、その先にある生活の仕方を看護的に工夫することが、今、切実に求められている。

そうすれば、これまで多くの看護師が日常当たり前のように問いかけていた、次のような問いは、自然に解消していくであろう。


「先生、○○さんの洗髪をしてもいいですか？」

「先生、○○さんをお風呂に入れてもいいですか？」

「先生、寝返りをうたせてもいいですか？」

「先生、散歩に行ってもいいでしょうか？」

「先生、・・・・・・・・・・・・？」

こういう問いかけは、看護師としては大変恥ずべきものであることを自覚しなければならない。そのつど、生活の処方箋を医師に尋ねなくてもいいように、自分たちの頭を看護師として訓練しなければならない。

看護から見た介護との相違点は、この病気の視点を看護師がどこまでマスターできて、自力で判断できるようになるかにかかっている。介護者や家族から寄せられる身体や症状に関する質問に対して、それを単に医師へ伝えて答えをもらうメッセンジャーとしての看護師ではなく、自立した判断力を備えた看護師として、自らの頭を使って答えることができるように、看護の知識体系を図る努力が急務である。

この点に関する筆者の見解は、『ナイチンゲール看護論・入門』（現代社）の第1章および『ＫＯＭＩ理論』（現代社）の第3章「ＫＯＭＩ理論における疾病論・総論」にまとめたのでご参照願いたい。

②介護の役割は、社会との接点を創り、生活の活性化を図ること

次に、看護領域においては常時の業務とはなりにくいが、介護領域においては、日常業務として担われるべき内容について、その性質を考察してみたい。

ここで述べる介護の役割とは、介護職の独占業務という意味ではない。介護福祉士は名称独占の職業であって、業務独占を明確に保持した職業ではないからである。ただしこのことによって、介護が低レベルの仕事であるという位置づけになるわけではない。

もし仮に、介護が独占業務を明確にできる職業であるとすれば、むしろそのことによって起こる弊害《へいがい》のほうが大きくなってしまうのである。なぜなら、人間の日常生活にとってごく当たり前に行われる排泄介助や食事介助、または散歩や受診のための付き添い行為などが、資格がなければできない行為として設定されてしまうと、人間の営みは完全にストップしてしまうか、国民全員が介護福祉士の資格を持っていなければ、生活していけなくなってしまうからである。つまり、介護行為を行うのに資格取得が不可欠の用件であるとしたならば、人間の日常生活は成立しなくなってしまうのである。

したがって、ここで述べようとする「介護の専門的役割」とは、介護専門職が行う行為の性質を明確にすることであり、それは介護行為がめざす志向性や思想性といった意味あいが強い。

さて、介護が担うべき役割の特徴は、一口で言えば、「ソーシャルワーク的機能」ということになる。それをもう少し具体的に述べれば、介護は利用者と社会生活との接点を見つけて結びつけ、生活全体の活性化を図りながら、社会的自立とＱＯＬ（Quality of Life）の向上をめざす営みであるということだろう。

このテーマを実現するにあたって、介護職が何はさておきしなければならないことは、「家事援助（家政）」と「場と人との結びつきの拡大」であろう。

家事援助（家政）は、「生活過程」を整える援助の中心にくるテーマである。食事介助や入浴介助や排泄の世話といった、いわゆる「身体介護」が行われるためには、同時にいつでも「調理のための買い物」「調理活動」「汚れたものの洗濯」「衣類の整理」「金銭の管理」など、いわゆる家事・家政が滞《とどこお》りなく行われていなければならないのである。

介護は人間の生活の基礎部分を担う活動であり、この活動なくして人間は、生命過程を維持することは不可能なのである。その意味で、介護が担う家事・家政が、ケアという活動の根幹部分である。要するに、一人で家事ができなくなったとき、できなくなった部分に手を差し伸べるのが、介護という仕事の大事な一面なのである。

さらに介護活動には、場と人との結びつきを拡大させて、ＱＯＬの向上を図るという機能がある。一人では動けない人、周囲に支えてくれる人がいなくて孤立した人、自ら生活に変化を創れない人……、こういう人々にとって、介護は生活の拡大に力を入れ、生活そのものを活性化させる役割があるのである。

ここでは、「家事・家政」と「生活の活性化」というテーマについて、もう少し詳しく論じていくことにする。

i　家事・家政の専門家としての介護職

家事・家政の分野が介護の独自分野であることを証明する手立てとして、ここで再び19世紀のイギリスにおける歴史的事実のなかから、介護行為の原点となるべき思考を探ってみたい。

介護という言葉やシステムは、もちろんナイチンゲールの時代には存在しなかったけれども、今日的な課題はすでに当時から芽生えていたように思われる。それはナイチンゲールの発想のなかからつかみ取ることができるのである。このことを理解するために、再度、ナイチンゲール文献をひもとくことにする。

彼女は一八六三年に『病院覚え書』を執筆しているが、その文章の冒頭で次のように述べている。

「病院がそなえているべき第一の条件は、病院は病人に害を与えないことである[3]」と。そして、さらに

「病院の本来の機能は、できるだけ早く病人に健康を回復させるところにある」[4]と言って、この2点を実現するための病院建築を設計し、看護のあり方を説いたのであった。このテーマは、看護師にとっては身近なものであり、時代と国を越えて自覚していかなければならない事柄であると押さえることができる。

しかしながら、上記の文章に引き続きナイチンゲールが述べた内容は、今日の医療の世界では実現させた経験がなく、まさに福祉の世界と合流すべきテーマとして見えてくる。それは、

「内科的ないし外科的治療処置が絶対に必要である時期が過ぎたならば、いかなる患者も一日たりとも長く病院にとどまるべきではない。これは例外のない法則である。さてそれでは、日常の働く生活にまだ適応できない、そうした患者をどうしたらよいであろうか。病院はすべて回復期患者のための分院をもち、またすべての地方行政当局は回復期患者のためのホームを用意すべきである。

回復期患者用病院の備えるべき第一の条件は、病院とは全然似ていないこと、である。非常によくできた回復期患者用病院は小住宅が並んでいるようなものではなかろうか。その理由は四つ重ねられる。すなわち、

１　そこに入る人々に、病院にいるような気持をまったく感じさせず、その代わりに家庭で暮らすような気持にさせるため。病院にいるかぎり彼らは病院の患者であり、入院患者として考え、行動し、決して回復しつつある者としての自覚がない。

２　多数の人間を収容する建物の中でそれまであたえられてきた環境よりも、より自由で元気のつくような環境を確保するため。

３　小住宅風の小屋であれば容易に建てられるはずで、大規模な、複雑な、堅固な建物をつくるよりもずっと安くつくであろうから。

４　風紀上から見て、病人の場合よりも回復期の人々の場合のほうが男女をそれぞれ分けて収容する必要度が高いと思われるから。そして実際これが、同一建物に別々の場所を用意するよりも家を別々につくることによって容易にまた効果的に実現でき、管理上問題がはるかに少なくなる[5]」

病人はできるだけ早く病院を出て、回復期を回復期用の住宅で過ごすべきであるというナイチンゲールのこの発想は、今日までほとんど人に知られていなかった。この発想は、現在のわが国における老人用の「老人保健施設」の考え方と似たところがあるが、ナイチンゲールのそれは、老人に限らずすべての患者に適応させようとしたところに意味がある。

グループホームやユニットケア病棟のような小規模な住宅をたくさんつくって、そのなかで回復期を過ごしたあとに自宅に帰すという提案は、今という時代においては違和感がなく、実現可能な提案として受けとめることができるだろう。

さて、こうした回復期患者のためのホームにおいては、看護師だけがケアに当たったとは考えにくい。家事・家政全般を維持するため、あるいは療養者の生活の拡大を推《お》し進めるために働く職員が配置されたであろう。そうした人々を看護助手とかメイドなどと呼んだとしても、現在の日本における〝介護職〟に相当するように思われるのである。

さらにナイチンゲールの指摘はつづく。以下は『貧しい病人のための看護』（一八七六年）からの抜粋《ばっすい》である。

「病院というものはあくまでも文明の途中のひとつの段階を示しているにすぎない。現在のところ病院は、貧しい病人が看護を受けうる唯一の場所である。もっとも、実際には金持の病人もしばしば看護を受けてはいるが……。しかし究極の目的はすべての病人を家庭で看護することである[6]」

この文章はすでに本論の第3章第2節で紹介したので、詳しい解説は不要と思われるが、在宅ケアの重要性を述べているこの文章は、今日のわが国にも当てはまるものがあり、とても百年以上も前の言葉だとは思えない。さらに現在の世界の常識から見ても、すでに病院は国民にとって唯一の病気療養の場所ではない。その人らしい生活を維持しながら、質の高い療養生活を送るには、病院という場は必ずしも適切ではないからである。ナイチンゲールが指摘したとおり、必要な治療処置がすんだならば、1日たりとも長く留まっていないほうがよい場所、病院とはそういう場であるとの認識が高まっているのである。したがって、病人ができるかぎり早く地域に戻り、そこでケアが受けられるような体制を整えなければならないということになる。

ここから病院（院内）ケアと訪問ケアという区分が誕生し、いずれの領域においても看護が提供されなければならないと考えられるようになったことは、すでに述べた。

さて、ここで現実的な側面を考えてみよう。ナイチンゲールの時代、いやそれ以降においても、病院を退院して自宅に戻った患者たちを待っているのは家族である。そこに地区看護師や訪問看護師が訪問して看護を提供したとしても、家事・家政面に関してはすべて家族によって賄《まかな》われていたと考えるのは常識である。つまり当初から、看護師は在宅ケアにおいては、病院でそうであったように「病人の看護」を提供する者であったということである。もっとも、家族が家事・家政（特に家を健康に保つ方法について）に長《た》けていない場合には、看護師自らが手本を示すことはあったであろうが……。しかし、もしもそこに家族が存在せず、家事・家政面でのケアがなされない状況の人がいたとすれば、おそらくホームヘルパーが派遣されるように組織化がなされていったであろう。

この点についてもすでに第3章第2節で考察したので繰り返さない。

ここでは、介護と看護は発生の段階から役割分担をしていたのではないかと言いたいのである。介護という言葉そのものは存在しなかったとしても、その機能は古くから存在し、看護と協働で仕事をしていたはずであると解したとしても、不自然ではないのである。その働きとは、この場合は主に家事・家政面を整えることにある。当時はまだ「介護」という概念はなかったものの、それは明らかに看護とは異なる種類のサービスであったはずである。

このテーマは、わが国でもまったく同様のスタイルをとっている。家庭奉仕員制度は、病人以外の生活困難者に対して派遣《はけん》され、その主な仕事内容は家事・家政であった。したがって、こうした背景を考慮に入れれば、看護にはない介護の独自機能を家事・家政に求めることができるとしたとしてもあながち間違いではないだろう。さらにその介護は、病院以外の場所、特に家庭や生活施設内で行われるのが一般的である。これらはすべて歴史が示す事実であり、だからこそ、そこに事の本質が横たわっているように思われるのである。

したがって、介護は家事・家政の専門家としての知識を体系化し、人々の暮らしを支える視点を明確にしなければならないのである。

ii　「生活の拡大と活性化」を図る専門家としての介護職

生活の拡大と活性化というテーマは、介護領域におけるレクリエーションやリハビリテーションとして考察することが可能である。

ここではまずレクリエーションというテーマから見ていこう。

レクリエーションの歴史的意味づけは省くが、少なくともレクリエーションという概念と実際とは、当初は疲労回復や余暇活動といったごく限られた範囲でとらえられていたことは事実であろう。それを社会福祉分野で積極的に活用するようになったのには、それなりの理由が存在する。

福祉領域における貧困者救済は、長い間「劣等処遇」をその原則としていた。つまり、公的扶助は最下層の独立労働者の生活水準を超えるものであってはならないという原則が支配していたのである。したがって、施設で暮らす人々には生活の最低保障が与えられるだけで、生活の質という課題は皆無の状態であった。しかし、ＱＯＬ（Quality of Life）という発想が浸透し、さらに余暇時間の活用やノーマライゼーションの思想が根づくにしたがって、生活の最低保障という考え方は改められ、生活の自立や自己決定の論理が福祉思想の根幹をなすに至って、〝生活の活性化〟のためのレクリエーションというテーマが、福祉従事者の間では当たり前の目標となったのである。

では、このレクリエーションと介護とは、どこでどうつながっているのだろうか。

そもそも日本における介護職は、福祉施設のなかの寮母職として力をつけてきた。初期の時代（昭和三〇〜四〇年代）には、単に利用者の生活の世話のみをする職種であったが、福祉理念の明確化とともに、介護職に求められる実力の幅が膨らんできて、今では福祉施設における介護職は、単に身体介護に従事する者として存在するのではなく、利用者の生活を活性化させ、自立した生活に一歩でも二歩でも近づけることのできる職種として期待されている。つまり利用者のＱＯＬは介護者の力量にかかっているとみなされるようになったのである。そのためには、利用者個々に適用する個別のレクリエーションプログラムが用意されて然《しか》るべきであるとも考えられるようになった。したがって、こうした生活の活性化を図る専門職として、介護福祉士は誕生したと見てよい。

利用者の生活動作の一つひとつが活性化するように、かなり創造力を働かせなければならないのが介護福祉士である。つまり、施設の介護職員は〝生活のレクリエーション化〟(7)を実現する専門家なのである。

またこのことは、在宅に暮らす利用者にかかわるヘルパー職についても同様なことが言えるのである。在宅に暮らす人々は、施設で暮らす人々に比べて自由な生活が送れると考えがちだが、援助の手が差し伸べられないかぎり、どちらかといえば閉じこもりきりになりやすく、生活は鈍化《どんか》しやすい傾向にある。したがって、そうした人々の生活の活性化を図るためには、デイサービスセンターへの利用を勧《すす》めるべきであろうし、センターでなされる活動の中心は、やはり生活の活性化のためのレクリエーションであろう。この場合も利用者の個性と状態に合わせた、個別のプログラムが開発されることが必須《ひっす》用件である。

さらに、デイサービスセンターの利用もできない人々のためには、ヘルパー自らがプログラム化したプランにそったレクリエーションを展開することが必要である。これは大がかりなものでなくてもよいのである。食事時のメニューの工夫、花一輪の装飾、テーブルクロスの取り替えなど、気分転換になり、かつ生活に潤《うるお》いが与えられるものならなんでもよいのである。要はその人の「生活が活性化」するように考えるのである。そしてその変化を利用者自らが「心地よい」と感じてくれれば成功である。このように、レクリエーションという機能が持つ介護的意味は大変に大きいのである。

次に、介護職にとっての「リハビリテーション」の意義について考えてみよう。

リハビリテーションという言葉も、古くは身体の機能回復のための訓練であると考えられてきたが、今日においては、その概念と機能は大きく変化してきている。

リハビリテーション医の大川弥生は、「リハビリテーションとは本来、人間らしく生きる権利の回復（全人間的復権）という意味であり、生活と人生をよくすることが目的です[8]」と述べている。

つまりリハビリテーションは、その人の生活を拡大し、生活を活性化することを目標に組み立てられた活動でなければならず、それは理学療法士や作業療法士のみが実現する世界ではなく、この目標を同じくする介護福祉士などの介護職も、その理念を実践に移す協働者であるべきである。

この発想は、これまで筆者が力説してきた視点とまったく同一のものであり、大川が提示し指導するリハビリテーションのあり方や方向を、介護の世界が取り込むことによって、また介護者がその実力をつけることによって、利用者の生活は大きく変化し、活性化し、結果として利用者のＱＯＬを高める活動となるのである。

それは結果的に、利用者と社会生活との接点を見つけて結びつけ、社会的自立を支援するという「ソーシャルワーク」的な働きにつながり、介護職は自らの立場を確保するのである。

以上、介護の役割を「生活を拡大させ、活性化させる機能」に求めてみた。生活の拡大と活性化という目標を、介護福祉士は家事・家政への援助とレクリエーション・リハビリテーションを通して実現していく専門家なのである。

本節では、看護師と介護福祉士は、ケアという実践を展開するにあたって、共通の目的を持ちながらも、各々得意とする領域を明確にする必要があると述べてきた。

もちろん、ここで述べた内容は各々の占有業務ではない。「病気や症状をとらえる視点」は介護福祉士も学んで理解すべきであるし、一方、レクリエーションやリハビリテーション機能は、看護の場面でも十分に活用されてしかるべきである。

しかし、相互に共通の視点を学習しつつも、実際の仕事においては、両者はより自分たちに特有のテーマを追いかけることになろう。それによって看護・介護の世界は質的に大きく向上していくはずだからである。
　こうした認識にしたがって実践される具体的看護や介護の姿を、近い将来において見られるようになることを期待したいものである。

［第５章の註］

（1）菱沼典子著『看護形態機能学――生活行動からみるからだ』日本看護協会出版会、一頁、一九九七年
（2）F・ナイチンゲール著、湯槇ます他訳『看護覚え書』一三頁、現代社、二〇〇〇年
（3）湯槇ます監修、薄井坦子他訳『ナイチンゲール著作集・第二巻』一八五頁、現代社、一九七四年
（4）同右書、一九六頁
（5）同右書、二九三〜二九四頁
（6）同右書、六三頁。F・ナイチンゲール著、薄井坦子他訳『看護小論集』一二五頁、現代社、二〇〇三年
（7）（財）日本レクリエーション協会編集『福祉レクリエーションの展開』中央法規出版、一九九五年
（8）大川弥生『新しいリハビリテーション』一二二頁、講談社現代新書、二〇〇四年

おわりに

本著『ケアの原形論』によって浮き彫りにされた事柄は、以下のようにまとめることができる。

1、看護の社会化は、19世紀のイギリスにおいて、慈善事業から独立して社会事業と並行して行われていった。つまり、看護的ケアは福祉的ケアから独立して1つの専門職業として成長していったのである。この看護的ケアのなかには、今日クローズアップされている「介護実践」の要素も含まれている。

2、ナイチンゲールの著作から、「ケアの原形思考」を抽出《ちゅうしゅつ》することが可能である。それは次のように表現することができる。

「看護的ケアとは、病者の内で起こっている〝自然の治癒過程〟が順調に進むように、またそうしたプロセスを妨げないように、その人の持てる力（この場合は修復能力や自然治癒力）に力を貸すことである。そして、この場合の力の貸し方は、生命体を取り囲む生活過程全体に働きかけて、その人が自らの力で維持、管理できない生活過程の一部分、あるいは大部分を補い（代行し）つつ、その人の内の力が拡大するように援助することである」

3、ナイチンゲールは、単に「看護の創始者」として存在したのではなく、社会福祉の理念を明らかにし、ソーシャルワークの礎《いしずえ》を築くのに貢献した人でもある。ナイチンゲールの福祉理念は、次のように表現することができる。

「福祉的ケアの本質は、物品や金銭を提供することによっては実現しない。そうした手段では人を駄目《だめ》にしてしまう。本当の援助とは、その人が自らの力で自立した生活が送れるように、その人の持てる力に力を貸して、自立への道筋を作ることである」

4、看護と福祉とは、その実践の目標を共有する。その目標は次のように表現できる。

「対象者の持つ生命力の姿を見据えたうえで、その人の生命の幅が広がるように、持てる力や残された力に働きかけ、生命過程が健康的に整うようにその生活過程や社会過程を整えることである。

つまり、めざすべきケアの目的を一言で表現すれば、〝人間の健康と、自己実現をめざす自立した生き方の実現〟にある」

5、日本で誕生した「介護福祉士」は、「看護師」と兄弟姉妹の関係にあり、看護と介護はともに実践の目標を共有し、役割分担しながら進む職種である。

看護師と介護福祉士が手を携《たずさ》えて進むことにより、21世紀のケアネットワークは国民の期待にそえる形で展開するだろう。

そのためには、今後教育のあり方や組織のあり方を抜本的に見直し、質の高いケアの実践者を育んでいく社会的システムを構築すべきである。

本著で述べた内容が理解され、形が整っていくかどうかは、この理念を学んでくださる方々の力量にかかっている。

保健・医療・福祉の連携と統合というテーマは、学問の世界ではほとんど実現していない。実践において切実に求められている課題が、これほど多くの看護系大学や福祉系大学が創設されている世の中で、具体化されていかない現実を分析し、1日でも早い実現への道筋をつけることが必要である。

本著がそのための布石となれば幸いである。

清瀬の大学研究室にて

金井　一薫

【付録】

A Note on Pauperism
(救貧覚え書　1869 年)

by Florence Nightingale
訳　金井　一薫

1　わが国の首都ロンドンでは、毎年7百万ポンドにのぼる金額が、救貧法および慈善事業に費《つい》やされている。

2　しかしその結果はどうだろうか。

3　救済の対象である貧民は、直接的にも間接的にも増大しているのである。ロンドンの貧民は、過去10年間で2倍にも膨《ふく》れ上がっている。

4　この惨状はあまりにも切迫した事態なので、救貧法を制定した当局や慈善事業家、博愛主義者それに政治経済学者でさえも、事態がどのような方向に向かっているかということを熟視《じゅくし》することなしには、出費をすることも、出費を是認《ぜにん》することも、あるいは出費を拒否することすらもできなくなっているのである。

5　慈善事業にあたって考えなければならない第一のことは、何であろうか。それは、われわれは神とも、また他のあらゆる同胞とも同じ絆《きずな》で結ばれているということである。それゆえに、痴愚《ちぐ》な老女やうす汚い子どもたちに対して、虐待《ぎゃくたい》したり、無視したりする（これは虐待という行為のうちで最も悪い）ことは、全能の神に対する一種の反逆である。神を愛することは、人々を愛することと同じである。しかし人々を貧困状態に陥《おとしい》れるようなことがあれば、それは神を愛していることにも、また人々を愛していることにもならない。

6　手足を動かせるような人々、つまりは健康な貧困者は、なんとかして自立できるものである。

7　われわれがまず第一にすべきことは、あらゆる病人（働く能力のない人々）に、彼らが治療や世話を受けられるような場所を提供して、彼ら全員を救貧院からそこへ移すことである。これについてはかなりの規模で行われつつあるし、また実行されようとしていることでもある。

8　その次になすべきことは、飢《き》餓《が》状態にある人々に、彼らが自活していけるように、その方法を教えることであり、飢餓状態にあるという理由で、決してこうした人々を罰することではない。

9　政治家は、こうした自活への道は教育によってなされるべきだと考えるだろう。この場合の教育とは、3つの〝R〟（訳註　3〝R〟とはreading, writing, arithmeticの3文字を指し、いわゆる読み、書き、計算といった教育の基本的要素のこと）を教えたり、自然の法則を教えることである。

10　ところが、今までわれわれが知っている相当なごろつきどものなかには、自然の法則については実によく知っている者がいるということを、どう考えればよいであろうか。

11　また、4番目の〝R〟、つまり〝悪党ども〟（rascaldom）を育ててしまった地方自治体においては、その地方のほとんどの人間が3つの〝R〟については教育されているという実態もあるのである。

12 しかしながら、歴史上最大の君主、シャルルマーニュ（Charlemagne）大帝は、人々がほとんど読み書きができない時代の西ヨーロッパに、市民政治を打ち立てたのである。

13 そして今日に至るまで、人々に自然の法則を教えるだけでなく、人はいかに生きるべきかを説いてきた、あるいは説いている人々がいることも確かである。

14 貧困者自身に自立した生き方を教える唯一の方法は、クレルヴォー（Clairvaux）の聖ベルナール（Bernard）が始めた、初期ベネディクト修道会で行われたのと同じ方法であろう。それは、今日においても何名かの優秀なプロテスタントの人々によって実践されている。

15 ベネディクト修道会の修道士は、隣人から略奪することが当たり前になっているような場所に身を置いて、その環境に染まらずに、自らも働き、他の人々にも働くように勧めようとする人々に対して、自分たちの仲間になるように誘いかけた。

16 クレルヴォーは一移民村だった。そこは学習の場であると同時に、農業、大工仕事、鍛冶屋の仕事、その他多くの職種について学ぶことのできる移民村であった。

17　初期の修道院の救貧活動は、このようなことをすべての貧困者たちに対して行なった。最下層の貧困者は別として、彼らの多くは実によく学んだ。しかし、彼らにはどうしたら自活していけるかということについて、絶えず教えていく必要があったのである。

18　政府が、自らの責務を永久的にその配下の役人の責任として押しつけたりすれば、それは人間の成長を阻むために、人件費にお金を注ぎ込むようなものである。

19　世の中で最良の仕事というのは、お金をもらって行う仕事だとされている。しかし、痴愚《ちぐ》な老女やうす汚い子どもたちに対するわれわれの慈善事業や責務というものを、有給の国家公務員や、有給か無給かはともかくとして、いずれにしてもそれを仕事としている人々の手に委ねてしまうのは、われわれ自身で手当てをしなければならない傷口を適当に処理してごまかしてしまうようなものである。

20　「人間にとって働くことは最も強い本能であり、何にも増して必要なことである。そして、われわれは仕事のなかで命令したり服従したりしている」とは、よく言ったものである。さらに人間にとっての第一の義務は、自分の面倒は自分で見ることであるという言葉にも、疑いの余地はない。しかし、そうでない人々が大勢いることも、また確かなことである。こうした人々は皆、仕事があれば喜んでするであろう。しかし、彼らは巨大な産業機構のなかの特殊な部門で仕事をすることに慣れ切ってしまっていて、そうした状況が、いざ彼らの創造力や機知に富んだ方策を必要とするときには役に立たないという事態を招いている。彼らはいつもあせよこうせよと言われつづけてきているので、働き口がなくて働くことができない状態であるのに、何をどうすべきかがわからないでいるのである。

21 いったい誰がこうした人々を〝まとめあげて、規律と勤勉さとを教え、自立の方向に導いていける〟のだろうか。

22 このテーマについては、すでになんらかの形で実行されてはいるのだが、それが世間で評判にならず、またなんの報告書も見当たらないというのが、その答えである。

23 なぜこうした事柄をもっと実践に移せないのだろうか。

24 救貧法では、産業界の避けがたい大きなうねりのなかにあって、飢えに苦しんでいる人々を救済するために（これが結果として貧困者を作るのであるが）、国全体に税を課している。

25 エリザベス救貧法に対するヒル（Hill）氏のような証言は、そう簡単にはやり過ごせないし、かと言って無視もできない。しかしエリザベス救貧法は、産業がまだなかった時代の農業と土地だけで生きていた頃のものである。

26 それを今という時代に適《かな》うように、必要な変更を加えて、国民のために適応したり修正したりできないものであろうか。

27　時代遅れの政治経済学者たちは、「このままで間に合うのなら、良いところは放っておけ」と言いながら、——それは「悪いところも放っておけ」ということにもなるのだが——すべての問題をただ見て見ぬふりをして通り過ぎている。

28　しかし、この〝悪いところ〟は、今では見過ごせず、かなり緊急を要することになっているので、彼らでさえなんとかしなければ、と言いはじめている。

29　たとえば、ロンドンのイーストエンドが繰り返し見舞われる、毎冬の貧苦のことを考えてみてほしい。もはやこの事実から目をそらすことはできない。多大な期待が寄せられた自由貿易は、職に就《つ》きたいと願っている多くの労働者に、職を提供できたのはよいのだが、逆におびただしい数の失業者をも生み出してしまったのである。

30　労働者が職業を自由に選択する権利というものを、われわれはいつになったら手に入れることができるのだろうか。

31　自分の力で仕事を見つけて働くという、自発的な労働者の数を増やすことによって、貧困状態にある人々をできるかぎり減らしていくというのが、救貧法の目的であるべきなのに、この法律は完全に力を失ってしまった。

32　個人的に行われている慈善事業も崩壊し、悪化の傾向をたどっている。それは不幸な事態をさらに増大しているのである。

33 〝労役場《ろうえきじょう》テスト〟(the workhouse test) も完全に失敗した。また〝働く能力のない貧民を選別するための方法〟(the unproductive-labour test) も同様に失敗している。こうしたことは、働く能力のない病人や子ども・老人などをも含む哀れな貧困者たちを、ごくわずかな報酬でひどい目に合わせているだけであって、こうした人々にとって、懲《ちょう》罰《ばつ》はなんの役にも立っていない。というのも、救貧院はどこもいっぱいで、そこに収容されている人々は現に飢えているのである。満杯の救貧院における弊害《へいがい》のなかで、最も小さいものといえば、それは満杯ゆえに一人頭にかかる費用面の負担が少ないことであろう。反対に最大の弊害はといえば、こうした貧困者たちの頭脳と手を、生産のための手段や方法から引き離してしまっていることである。〝労役場テスト〟を採用したために、わが国は他の何にもまして、貧困者をどう救済するかという課題を背負うことになってしまった。もちろんこの場合、教育の不足という事態——これは単に文字や計算を教えることではなく、働き方をも教えることなのだが——は考慮に入れなければならないだろう。2隻《そう》の船を造るのに雇われた船大工たちが、去年と一昨年の冬に経験したことを、労働組合がまとめて発表したことがあるが、その時に示された現実に活用できる膨大な資料のことを思い出してほしい。彼ら船大工たちは、造船の仕事というものは不定期にしかありつけないことを知っていながら、それでも彼らが出費の見積もりを行うときには、給料がいちばん高いときの額を念頭において行うのである。その結果、当然所持金はなくなってしまうであろう。

34　立法機関が、専制的な労働組合に対して、なんらかの規制法案を作らないかぎり、自由主義にとって第一に必要な要件が満たされなくなる。つまり労働組合は、仕事というものをその質で見るのではなく量で見ており、また仕事の質が高くてもそれに見合った報酬を与えないと決めているのである。これは、私の著作活動の成果を盗み取られないために考えるその思考と似ている。〝私のサイフを盗む人は、ゴミ屑を盗んだのと同じである〟。しかし、私から著作活動そのものを盗む人は、私のすべてを盗むことになる(訳註　つまりその人の能力を評価対象にせよということである)。

35　労働者が、好きな所で、好きな時、好きなように働く権利を与えられなければ、その人を自由人と呼ぶことはできないだろう。そうでなければ、いくら自由主義といってもばかげたことになってしまう。一方でわれわれは、救貧院を満杯にする組織機構を手近に持っているのである。

36　法律制定者にやる気さえあれば、裁判所やその他の権威筋に働きかけて、労働者が雇《やと》い主と自分の賃金交渉ができるような法律を作ることは可能ではないかと思う。

37 社会が異常な貧困状態に置かれた時代にあって、政府が労働者にランカシャーで行なったように、お金になる仕事を与えることができないということは信じられることだろうか？　政府は、ある部門においては仕事を提供している。しかしそれは非生産的なものである。非生産的な仕事を与えるなどということは、まったくばかげているし、それは労働組合が犯した罪と同類のものである。

38 労働者には、その仕事の価値に相当する賃金をまるまる支払ったほうが、常に安くあがるものである。低賃金しか支払わないと、結局は高いものにつく。これは経験豊かな事業主や雇用者たち、それに真の経済学者たちの意見である。スエズ運河を開いたフランスの優れた事業主は、彼のもとで働いていたすべての人々に、〝仕事の完成に伴うスピードと仕上がり具合に見合った額〟を直接支払った。こうした労働者のなかには、ダルマティア（訳註　旧ユーゴスラヴィア西部のアドリア海沿岸地方）の住民、ギリシア人、エジプトの農夫、ヌビア人（訳註　特にエジプトと旧エチオピアとの間の地域を支配した黒人種の人）らがいた。彼らはべつに政治経済の仕組みを学ぼうとしたわけではないが、おそらく〝決められた賃金相場を持つ〟われわれイギリス人よりも、きわめてよく経済の仕組みの実際を学ぶことができたようである。

39 日ごとにそして年ごとに、新聞に掲載されるあらゆる組織機関の記事や広告には、今後のわれわれの生活は、今のようにはやっていけなくなるということが記載されている。そしてこのなかでは、働き口のない貧困者――換言すれば、彼らは働く意志がないか、あってもそれを行う能力に欠ける人々であるが――のことが全体の課題として取り上げられており、偏見を交えずに全体の問題を調査する特別委員会を設置すべきであるとの案が提起されている。さらにそこには、これからわれわれはどうすべきかについて意見を聞かせてほしい旨が述べられている。

40　これまでにいったい誰が真の救貧活動を展開してきたのだろうか。ブリストル(Bristol)のミューラー(Müller)協会と、ローマ・カトリックの〝貧民救護修道女会〟(Little Sisters of the Poor)という団体があるが、いずれも外国の組織であるにもかかわらず、彼らが展開している救貧活動は、自国の貧困者を保護すべき英国自身よりも、はるかにキリスト教的であり、経済的である。

41　救貧法では、路上をうろついているような孤児は、一人たりともいてはならないと明記されている。

42　しかし、ロンドンには10万人もの宿無し子たちがいるのである。

43　ブリストルのミューラー氏は、こうした子どもたちを集め、彼らを支援するための資金をも集めている。ミューラー氏は、英国が税金のことであれこれ騒ぎ立てたり、泣き言を並べたてたりしている間に、十分な資金を集めたようである。

44 こうしたことが起こる英国のその分別のなさには、とても耐えられない思いがする。

45 奉仕活動は1つの教区の範囲内においてせよと言いたい。

46 チャーマーズ（Chalmers）氏がグラスゴーの聖ヨハネ教区の牧師であったとき、貧困者を救うのに、ボランティアとして引き受けてくれる家庭を募《つの》った結果、彼の在職期間中には、なんら法的な援助は必要なかったという事実がある。

47 ところで、次のような仮説を立ててみよう。もし政府がロンドンの街を走り回っている10万人の宿無し子たちを集めて、彼らに教育を施《ほどこ》したとしたら（たとえ教育を受けるのは自由であるとしても）、そしてその結果、彼ら皆が自分の生活を支えるに足るお金をまともに稼《かせ》ぐことが可能になったとしたら、さらに彼らが再び貧困者として、あるいは税金泥棒として舞い戻ることがないとしたら、政治経済学者ですらさぞかし〝よくやった〟と言うであろう。彼ら政治経済学者のなかには、人間というものは泥棒をすることも、飢餓《きが》状態にあることも、また家族を貧乏のどん底に突き落とすことすらも自由であると言って、自由を大事にする人々がいるが、それでもやはり〝よくやった〟と言うだろう。

48 しかし、これはなにもありえない仮説ではないのである。実際、この試みはかつて成功したことがあった。それはスコットランドでなされた試みで、とりわけ成功した事例であるが、貧しい子どもたちを集めて小さな家に下宿させ、その家の人に世話をしてもらったところ、1年間にすべての費用を含めて9ポンドで賄《まかな》えたというのである。このことは、人々が力を合わせ、家庭的な思いやりを示せば、貧困状態から離脱させるのに、いかに大きな力になるかということを証明したものである。

49　ある貧しい子どもが、一人の大人の貧困者にならないようにするには、彼をあらゆる貧困組織から引き離さなければならないということは、よく知られていることである。こうした子どもは、たとえそこが彼の出身地であろうと、元の教区に徒弟《とてい》奉公に出るべきではない。さもなければ、親も子もともに永久に貧困者のままでいるはめになってしまうからである。

50　〝およそ5分の1に当たる子どもたちが、彼らが育った救貧院や教区学校に舞い戻っているのである〟。

51　しかしもう一方では、エジンバラの視察官は「上述したような家庭に下宿しながら育った少年や少女が、その後の人生で自分の教区の世話になることは稀《まれ》である」と語っている。このことは、子どもたちを〝代々続く貧困状態〟から救出したいと考えるなら、彼らを心身ともに教育し直さなければならないことを意味している。そうすれば、彼らは善良な市民に生まれ変わるであろう。

52　今後の経済政策には、こうした重大な社会問題を解決するために、さらなる展開が求められている。

53　労働力をも含めたすべての価格は、需要と供給のバランスによって決められていくというのは、正しい原則である。しかしこの原則には、需要を満たすだけの供給の可能性が必ずあることが前提になっている。たとえば、ランカシャーにおいて綿の需要があり、一方でアメリカがそれを供給するとしても、もしもそこに需要と供給とを結ぶ船や他の運搬手段がないならば、ランカシャーの製造業者たちにはなんの意味もないことになる。それと同様に、国内で多くの労働力を抱《かか》え、またいかにその需要が多くあったとしても、双方をつなげる手段がないことには、それはなんの意味も持たないのである。現時点においては、綿を栽培するところとそれを加工する紡績《ぼうせき》工場とが、たとえ地球の半分ほども離れたところにあろうとも、両者を直接結びつける業者は存在している。しかしながら、労働力と需要、そして労働力と労働手段とを結びつけるような機関は存在しないのである。

54　これは今のところ偶然になされているだけであって、労働者も雇い主もともに損をしているのである。

55　政治経済学者といえども、精神障害者を道路に野放しにしておき、そこで彼らの生活の糧《かて》をできるかぎり拾い集めさせよ、とは言わないだろう。ところが彼らは、毎日の悲惨な状況を目《ま》の当たりにしながら、人間というものは、働ける力があってやる気さえあれば、職を探す力さえもあるものだと思っているようである。

56　貧困者、とりわけ救貧院にいる人々を観察していれば、職を探せる能力というものがいかに特殊なものであり、いかに教育の結果であるかということがわからないような人はいないはずである。

57　大多数の労働者たちは、もし今の自分の職を失うような事態になったとき、別の職を見つけるために可能ななんらかの対策を考え出したりは絶対にできないだろう。たとえそれが餓死《がし》につながろうとも、働く場所は探せないのである。

58　たとえば、子どもを預けて働かなければならないような未亡人は、子どもを置いて外で仕事を見つけるわけにいかないが、もしも仕事のほうが彼女の家に舞い込んだとしたら、それは現体制のもとでは歓迎すべき偶然の出来事なのである。

59　確かに男性は外に仕事を求めることができる。しかし、仕事が見つかるかどうかは、もっぱら今までに仕事を探す習慣をどれだけ身につけているかどうかにかかっているのである。いったいそうした習慣は、どうしたら身につくのだろうか。わが国の居住地法は、人がいったんある場所に安住したとしても、それをわざわざ元の場所に転居するように作られており、このことがやる気をなくしてしまう原因になっているところがある。

60 人々に仕事を与えることが最も感謝されることであるはずなのに、法律によって仕事の代わりにひどい仕打ちや罰を与えたり、ひどい目に合わせたりしているのが現状である。

61 「人は食べるために働かなければならない」という聖パウロの教えは、きわめて明快であるので、新約聖書を読んでいる人々にとっては、以下のような発想はとりわけ新約聖書のなかで説かれている慈善事業の姿そのものであると考えるだろう。つまり、人の援助を受けずには、自ら食べるために働く能力を先天的にも後天的にも持ち合わせていない人々に対して、お金を与えるのではなく、仕事ができるように援助することは、聖書の教えに叶《かな》うことになると。キリストの「貧しき者よ、私はいつも汝らとともにあり」という言葉は、貧しい者にいつも金銭を施せと言っているのではなく、彼らにいつでも「善を施せ」と説いた言葉である。この場合の「善」とは、ただ1つ、われわれの手助けなしでは働けない人々に対して、仕事を見つけるために援助の手を差し伸べることである。

62 しかし現実はそうではなく、われわれは自らの力で仕事を探せない人々に向かって、

「救貧院にお入りなさい」と言っているのである。もし本当にそこが文字どおりに〝労働の場〟つまりは〝成人労働者ホーム〟であるならば、それはそれなりの意味があるだろう。

63 しかしながらわれわれ国民は、病人や虚弱者など、一時的にもあるいは生涯にわたって働く能力を完全に喪失《そうしつ》した人々に対しては、彼らを救貧院から引き離して、彼らを癒し、彼らにできるかぎり快適な環境を提供しなければならないという常識ですら、いまだに持ち合わせていないようである。その他の人々、つまりは働く能力を半分だけ喪失していたり、またはまったく喪失していない人々に対しては、――彼らがそうなったのは無知のためであったり、情報をつかむ仕組みに対する知識不足であったり、簡単に言えば能力不足から、自ら持っている力をどのように仕事に活用すればよいかわからない人々のことであるが――彼らの能力は、経済政策上野放しにすることはない精神障害者のそれと比較してみても、さほどの差はないはずなのに、われわれは「ここに来なさい。そうすればあなたが仕事を見つけるのを手伝いましょう」と言うのである。

64 国民が稼《かせ》ぎ出す高は、消費量に等しいと言われている。そうかもしれない。しかし、救貧法が示す統計は、われわれが援助しないがために、労働に加われない失業者が持っている労働力が、いかに無駄になっているかを示している。

65　さて、上記に述べたように、国民の総所得は、生産に携わる労働者自身と、その人々に頼って生活している病人や虚弱者たちの両方を養うだけのものがなければならない。

66　少なくとも、フランスやスペインのような失敗をしなければ、確かに救貧法の下でも、貧しい人々が職を見つけられるように援助することは可能なのである。つまりは、一方では働き口があり、もう一方では働き手がある状態のなかで、その両者を結びつければよいのだから。

67　この労働力とその働き口とのバランスを回復させることは、救貧法の改善にとっては本来の方策の1つであったはずである。ところが、一八三七年次の救貧委員会の報告によると、そこでは移民が奨励《しょうれい》されたばかりでなく、〃ある地域のあり余る労働市場〃から、〃2千人の働き口のない人々が解放され〃、〃3千6百ポンドの費用をかけて〃、大規模な工業地帯に送り込まれた。それはよいのだが、その結果、労働相場（賃金）が2千ポンドから65ポンドにまで引き下げられてしまったという実例がある。

68　身体が丈夫で前科のない貧困者に関するかぎりは、彼らに対する救貧法の本来の目的は、彼らに罰を与えたり、食べ物を提供したりすることではなく、彼らを勤勉で自立できる人にするために、訓練を施すことである。それはある意味では、読み、書き、計算といった国民教育の一分野が引き受けるべき事柄であり、またそれは国民の間で〃共通認識ができている良心のあり方、つまり道徳〃を教えることによってなされていくことであろう。

69　もちろん、仕事に対して与えられる報酬の自然な増額は、言い換《か》えれば、労働市場における労賃の自然な上がり下がりは、当然あって然《しか》るべきである。

70　ところで、ここに決して裕福とはいえない3人の女性がいた。彼女たちは、「成人労働者ホーム」に住む、知性も乏しく、また節操もない貧困女性25人を対象に、困難な問題を解決したのであった。25人の女性たちは、われわれがよく救貧院で見かける救いようのない階層の人々であり、救貧法によってはどうにも手の打ちようのない人々であった。彼女たちは洗濯場など、彼女たちにぴったりの場所に配属された。その結果、この無能な貧しい女性たちは、なんと過去2年間で、年間にして8百ポンドから9百ポンドを稼いだのであった。彼女たちはそれぞれに、洗濯場からの収益の分け前を手にしている。これは、貧困状態からの救出に成功した例である。ところがこれを救貧法に頼ったならば、彼女たちにまいはだ作りでもさせて、「そもそもできないことをどうして可能にできようか」とでも言ったはずである。しかしその答えはこうである。「できたのです。しかもそれは、もっとも見込みのない人々を対象にしてやってのけたのです」と。

71　成人に達している貧困者に適している仕事、しかもそれは指導者の下で行う仕事であり、また賃金も自然の増収が見込まれるような仕事は、たくさんあるはずである。しかし反対に、そうした人々には適していない仕事が2種類存在する。その1つは病人を看護する仕事であり、もう1つは子どもを世話する仕事である。成人した大方の貧困者たちは、すでに道徳的、知的、身体的欠陥を持ってしまっていることが多い。こうした人々は、われわれの経験では、どんなに訓練しても、病人や子どもへのケアはできるようにはならないことがわかっている。もし訓練するとしたら、次の世代の人を対象にすればよい。彼らの子どもたちの世代であれば、訓練次第《しだい》で看護師になれるであろう。

72
しかしながら、とりわけ独創力を発揮しさえすれば、われわれは新しい仕事を考え出すことができるものである。たとえば、シャフツベリー卿が組織した靴磨《みが》きという仕事は、人には外出中にも靴をきれいにしておきたいという欲求があるのに着目したことから生み出された。とはいえ、新しい分野における仕事というのは、われわれが最初に創り出したものではない。なぜならそれらは、神がわれわれのために、陽《ひ》が決して沈むことのない不滅のこの広い帝国のどこかに、すでにお創りになったものだからである。

73
靴磨《みが》きを始めたエジンバラの職人組合は、少年たちにとって十分に報酬がとれる最適な仕事を探しつづけてきた。おそらくこうした少年たちは、自分の力だけでは仕事を探すことはできなかったであろう。この組織から支払われる少年たちの収入は、それで家賃や食費を支払うのに十分であった。これは仕事をして成功した例である。そしてここにもう1つの例がある。貧困状態にある1750人が、およそ6千4百ポンドの費用でそこから救い出されたというのが、それである。一人当たりにしてみれば、4ポンドにも満たない額である（そしてこれは今日では、迷い犬を捜すのにかかる広告代と同額なのである）。ところで、これはどこで、どのような人々が、どのようにして救い出されたものなのであろうか。それはイースト・エンドから、貧しい人々を移民として住居を移すという方法によってなされたのである。この試みに加わった70世帯は、貧困のどん底にいた人々であったが、彼ら自身がそこから脱出することを望んだために、監督官から選抜されて移住に参加したのであった。皆よく働いた。そして2人を除く全員が、永久にその地に定住したのである。したがって、一人当たり4ポンドという費用と、ほんのわずかなケアさえあれば、飢えた人々に、生きていくための技と常識とをほぼ永久的に提供できることがわかるであろう。

74　救貧院の外で行われるまいはだ作りですら、それが彼らにとって最も適した仕事を見つけるまでのつなぎの仕事として位置づけられ、また正当な賃金を支払ってさえいれば、有効な仕事として位置づけられるのである。タイムズ紙の二月八日付の記事にあったが、バーミンガムの例で示されるように、院外救貧活動として、身体の丈夫な女性がまいはだ作りで得る賃金のほうが、救貧院でごろごろしている人が受ける扶助《ふじょ》金よりも安いとされている。〝これらの女性は1日に3ポンドの量のまいはだを作ることを要求され、そこから得る賃金は週4シリング6ペンスである〟。しかしながら〝注文された仕事から得る概算の年間金額は、救貧院在院の女性がもらえる生活費に匹敵するというのである。それはなんと646ポンドにものぼる〟という。

75　ここには経済政策的な側面ばかりでなく、すぐれた判断力も働いていると思われる。といって、仕事というものは〝実験〟的に行われてよいということにはならない。仕事は収入を得るためになされるべきものである。

76　明らかに、まいはだ作りは女性が選択できる仕事としては最適のものではないだろう。

77　針仕事はないのだろうか。

78　確かに、針仕事は特に女性に適している仕事ではあるが、それは教えられなければできない仕事である。もしも現時点で大多数のお針子たちが、あまり良い収入を得ていないとすれば、彼女らの仕事ぶりが、それだけの値打ちしかないと言えるのだろう。仕事のできる人間は、自分が希望する額を要求できるものである。

79　わが国の貧困状態が深刻になっていく最大の原因――もしかしたら最大ではないかもしれないが――について、今ここでほんの少しだけ触れるとすれば、それは貧困者の住居によるものである。救貧法に関して権威ある人々の何人かは、次のような見解を示している。つまり、救貧法保健行政官たちは、現在、貧困者たちに対してほとんど役に立たないか、有害ですらある医薬品を投与しているが、不潔な下水溝や欠陥のある住居などが原因で起こる病気に対しては、ほとんど対策を考えていない状態である、と。さらに彼らは次のような意見を述べている。保健行政官には、面倒なことを取り調べることを任務としている行政長官に対して、速やかに病気が発生する原因を提示する役目を付与すべきであるし、同時に彼ら保健行政官には、貧困状態を招き入れるようなこうした原因を強行に除去する権限を与えるべきであると。ベスナル・グリーン（Bethnal Green）やショーディッチ（Shoreditch）、さらに他の教区に住む哀れで貧困状態にある人々は、なぜこのことに対して大声で叫ばないのであろうか[1]。

80　英国には「人は皆、自分のためを図る」（Every man for himself）という格言がある。この言葉には、人は皆自分の身体と心とを維持できるくらいは稼ぐが、それができなくなったときには、社会に助けてもらうという意味がある。

81　この発想は未開な共産主義の一種であって、そのとおりにすると、賃金は安いままで固定されてしまう。

82　一時でもいいから、裕福で、快適に整った社会というものを想定してみよう。こういう社会においては、人は皆、自分自身と家族とに必要なだけの収入はできるかぎり稼ぎ出すものである。そしてもしも病気になったり、失業したりしたときのために、あるいはまた年老いたときのために、十分な貯えも用意しておくということも忘れないであろう。しかし、こうした状態というものは存在しない。その代わり、われわれは、法律では雇い主はできるかぎり安い賃金を労働者に支払うことを当然としていることをわきまえて行動することになるのである。つまり法律は、今の賃金ではより快適な生活を営むには十分ではないし、労働者の現在の生活水準を守るのがやっとであることを当然視しているのである。それゆえに法律は、安い賃金を補うために、また仕事の見通しのないときのことを考えて、さらには自力で職を探せない人々のことを勘案して、雇い主であろうとなかろうと、国民全体に対して課税をしているわけである。

83　今やどのようにしてこうした害悪と対戦すればよいかを考えるときに来ている。

84　まず初めに、経済政策の面における問題から考えてみよう。現在の大規模な商工業や商売というものは、産業がなく土地と農業だけに頼って生きていた時代に比べると、不

---

(1) について・・オルダーマン・ウォータールー議員は、貧困者のために健康的な住居を提供するには、5%だけ支払えばすむとの見解を示している（もっとも実際には7%必要なのだが、2%は企画の拡充費として確保しておくのである）。

確かな要素や不規則な要素がありすぎる。つまり仕事があり余る時期があるかと思えば、反対にほとんど何もない時期があるのである。別の言葉で言えば、労働者にとって働き口が多すぎる時期とほとんどない時期があり、安定していないのである。

85 ここに不愉快な話がある。それは、過剰人口が移民するときに発せられる言葉である。この過剰人口は、エリザベス救貧法によって定められた土地に住んでいる人々のことで、彼らはかつては仕事を持ってはいたが、すでに職を失っていて、今や血液が脳にどっと流れ込むように、大都市に流れ込んできている状態にある。そのような人口が大規模な移民を行おうとすると、人々はこう言うのである。「われわれは過剰な人口を手放すことはできない。なぜなら、われわれにとっては常時雇い入れるだけのあり余る人手を持っているとはいえ、何もわざわざ安い人手を他国に提供するわけにはいかない」と。

86 タイムズ紙はこんなことを書いている。「現在のように、巨大な就職予備軍を抱えている状態というのは、大変便利であると言わざるをえない。なぜなら、それはどのような仕事の需要にも対処できる状態にあるということであり、同時にその仕事がなくなれば、公的機関がその人々の面倒をみるということになるわけだから」。そしてその一方で、時代遅れの政治経済学者や救貧法委員会の委員たちは、飢餓状態になれば、そのことが刺激になって、人々は働きたいと思うようになるものだと考えているようである

（まるで飢餓状態が人を利口にする早道であるかのように）。しかも彼らは、自分では職の見つけ方を知らないが、探し方がわかれば自ら探すことができるような人々に対して、職探しのためになんらの手助けもしていないのである。

87　ところで、個人的な寄付や施《ほどこ》しは、貧困者に対するこのようなとらえ方に見られる明らかな欠陥を補うのには役立っている。しかしながら、その結果はこうした事態をさらに広げてしまっているのが現実である。

88　あるフランスの行政官が次のように述べたことがある。「われわれは、あなた方が持っている救貧法という法律を理解できない。あなた方は、貧しい子どもたちを教育するために、あるいは貧しい病人を救貧院という場所に収容して、そこで治療するために救貧税を支払っている。ところが一方で、個人的には慈善事業としてお金を出しながら、救貧法の力が及ばないように、貧しい人々の面倒をみている。もし前者を行おうと考えているのなら、なぜ後者のことにまで手をつけてしまうのか。2つの事業を同じ管理下に置けば、安く上がるのではないだろうか。われわれは今の行政のやり方を理解しかねる」と。

89　将来、救貧法を改善することがあれば、（われわれはそうなることを強く願っているのであるが、）出費を切り詰めるしか取る方法はないだろう。

90　出費を切り詰めなければならないことは確かなことであるが、これにはきわめて高度な経済政策が必要になるだろう。

91　この点に関して意見を聞かれた個人経営者たちは、偉大な政治経済学者たちによる理屈っぽい提案よりも、はるかに現実的な経済政策を打ち出した。

92　ところで、個人的な慈善事業は、中止するよりほかに手はないのだろうか。

93　もしも慈善事業という言葉が、単に名前だけのものであるならば、政治経済学者たちは「慈善事業はすべて貧困を助長させるものである」と叫ぶことだろう。

94　本当に慈善事業が貧困状態を助長させるものであるならば、それはもはや慈善事業とは呼べないというのが真意である。

95　一月二五日のタイムズ紙に、次のような記事が載っていた。

96　「政府機関の発表によると、英国の人口は毎年24万人の割合で増加しており、こうした新参者たちがおのれの生命を維持していくためには、パンだけで見積もっても、よく耕された土地、5万エーカー分の穀物が必要になる」と。

97　明らかにこれら24万人の人々は食べていかなければならない。また、そのためには長さ10マイル、幅8マイルの土地を耕さなければならないこともはっきりしている。ところで、うまく生産工場などに雇《やと》ってもらえなかった人々は、農耕に従事している他の人々が、自ら作った過剰の農作物を別の品物と交換しているからといって、同じように農耕に従事すべきであると、はっきり断定してよいのだろうか？　そしてこのことが実現できないのであれば、失業者は他の人々の労働のおかげで生きていく道をとるしかないのであろうか？　ところで、現時点でのわれわれの立法機関や、ごくわずかを除いて個人的慈善事業は、唯一この発想のもとに方策を立てているのである。

98　英国のように限りない植民地を有する国においては、上記の問題を解決するための恒久的な対応策といえば、職のない人々のために移民用の土地を用意することであると考える人がいてもおかしくはないだろう。この場合、移民する人々を選別し、彼らにその費用を返還させることを条件に、ある種の避難小屋を建て、彼らを訓練してからその土地に移動させるのである。われわれは土地のほうを持ってきて彼らに与えることはできないのだから、これは止《や》むをえないだろう。英国内には開拓地は作れないのだから、移民させるしかないのである。ところが、移民が成功するかしないかは自分次第だといって放り出された人々は、移民する過程で死んでしまうことがしばしば起こっている。移民問題は、古代ローマの感覚で行なっても、またフランス的感覚をもってしても、なんの成果もあげられないのである。

99　納税者は、これまでに次のようなことを考えたことがあるだろうか。つまり、毎年1

年間に、貧民を救済するのに7百万ポンドものお金が注ぎ込まれているのだが、そのお金があれば、老若男女、子どもなど救貧法の救済対象になっている人々全員を、アメリカの地に移住させることができ、しかもその資金で、彼らが新しい土地で生活を始めるにあたっての必要経費を賄《まかな》うだけでなく、1～2ポンドの小遣いをもあげることができるということを……。

100　そして、それだけの資金に加えて、貧民救済のために個人的な慈善事業で年間に費やされる金額を考えてみてほしい。この金額があればほとんど確実に、すべての貧民にアメリカに移住するための身仕度《みじたく》を整えさせることができるに違いない。

101　もちろん、老人や病人や虚弱者たちに対しては、これと同じ方法で対処することはできない。しかし、上記のような事実を考えるならば、われわれはこれまでのように習慣に従って事をなす前に、税金や義援金の使い方をもっと有意義な場に費やすべきではないかと思案してみることは、必要なことである。救済策をこうした具体的方法で見いだしていかないまでも、年間に費やされる救済費が、年間の総税額に対してどれほど大きな割合を占めているかを考えてみてほしい。しかもその額は、一度の出費でほとんど全部が消えてしまうほどの額なのである。

102　さらに有益なことを考えてみよう。たとえば、親から相続した財産や、父親の所有地ではあっても、手元に溢《あふ》れかえる労働力を持っているような若い息子たちが、そのお金や労働力を、ちょうどかつてのスペインの貴族たちが各々の商売に注ぎ込んだように、開拓地に注ぎ込んだならば、アメリカという1つの土地のなかに、われわれは20もの英国を創ることができるのである。そしてそれは、英国の製品に対するなんと良い販路となることだろう。当地英国においては、職のない貧民は負の存在とみなされている。彼らはわれわれの払う税金で食べているからである。オーストラリアにおいてはどうだろうか。彼らはみな有益な人材になりうる。なぜなら、彼らはわれわれの製品を買って、それへの代金を支払ってくれるからである。

103　このように、家でゴロゴロしている人々を説得して多数集め、移民として直接植民地に送り込んで、彼らが自立できるようにするやり方は、すでに開拓の余地のない土地のなかに、膨張する人口を抱え込んでいるようなわが国にあっては、確かにすぐれた行政政策の一方法に違いない。

104　これで筆を置きたいが、最後にこれまで述べてきたことをまとめてみよう――わが国の人口は、仕事を提供できる限度を超えて増加している。それは労働者のための仕事そのものがないためか、あるいは労働者と仕事とを結びつける手段が欠落しているためかの、いずれかが原因である。

105　救貧税として納められる納税額は、（英国全体で）年間7百万ポンドであるが、救貧法による救済事業と慈善事業との両者に費やされる金額が、ロンドンだけでも毎年7百万ポンドにのぼっているという事実がある。これがかつて世界の帝国と言われた国の首都における現実であり、また地上で最も実務に長《た》けた人種と言われた国民の問題なのである。

106　勤勉で、骨身を惜《お》しまない人々が作ったものを、働かない人々に分け与えているにもかかわらず、貧苦と飢餓状態は以前よりもさらに広がっている。

107　労働組合の存在が、この悲劇を増大するのに一役買っていることもまた事実である。なぜなら、彼らは労働者が自由に好きなところで働くことを妨害《ぼうがい》しているからである。その結果、他国に労働者を追いやってしまうことになるのである。

108　現在では、自由貿易が行われ、労働者の存在価値を高める労働組合があり、仕事がなかなか見つからないような場所であっても、無理にでも職のない人々のために職を見つけ出そうとする救貧法制度があり、また低賃金を補う意味での院外救済制度があり、さらに個人的な慈善事業や義援金活動には空前の額が注ぎ込まれているにもかかわらず、貧困状態は依然として解消されていないのが実態である。

109 毎年のように、有志による移民が行われているのにもかかわらず、事態はまったく変わらない。

110 女王陛下が統治している植民地においては、労働に対する報酬を支払う用意ができているので、ヨーロッパ全体から移民が来てくれることを望んでいる。こうしたことは、これまでのヨーロッパの旧世界のいかなる国においても、かつて成し遂げられなかったことである。

111 外国貿易の大部分は、もし英国から移民として海を渡らなかったとしたら、おそらくこの国を食《く》い潰《つぶ》していただろうと思われるような人々との取引によって成り立っている。そして現在のわが国の人口のかなりの部分を占める人々は、海の向こうで生活をしているのである。

112 こうした事実のなかには、本来行政がやらねばならない事柄が含まれている。なぜなら、慈善心による救済という行為には、なんらかの具体的方法が伴うものだからである。今という時期は、われわれの税金やそれを扱う機関、それに個人的慈善事業に費やされる多額な寄付金といったものを、組織化したり節約したりする、なんらかの具体的提案をするときではないだろうか。なぜなら、このことに対するこれまでの試みは、不幸な事態を収拾するのに失敗したばかりか、むしろそうした事態を悪化させたからである。

113　もちろん、行政がすべてを行えるというわけではない。しかし現在では泥沼のなかにはまり込んでしまってはいるが、これまで決して不足したことのない個人的慈善事業に対して、行政が適切な方向づけをしたり、またその活動を認めていくことで、おそらくこうした事態を公的に改革することができるだろう。

114　今や貧困状態は、並はずれて悲惨な状態にある。この点に関しては、誰も否定しないだろう。それどころか、人々はこれは今日最も緊急に要する問題であり、放っておけばひとりでに解決するようなものではないとわかっているのである。しかしわれわれの努力で、この問題に立ち向かうことができるはずである。

115　ブライト（Bright）氏は、次のように述べている。「大西洋の海底にまで腕を浸し、2つの大陸を相互に電線でつなぐことのできるような国民に、この問題を解決できないはずはないではないか」と。

あとがき

116 この種のテーマは囚人《しゅうじん》にも当てはまる。たとえば、一人の犯罪者に5年間の懲役《ちょうえき》を科《か》し、食料と住まいの整った刑務所に入れるというようなことは、このうえなく不合理であると思われる。この待遇は、この人が犯した罪とどのような関係があるのだろうか？　しかし、もしもその犯罪者に盗んだ金額の2倍の額を支払うように判決を下し、自分の稼ぎのなかから政府にその額を返済しながら生計を立てるように申し渡したならば、これこそ教護院のようなところが負うのと同様の効果を生み出すに違いない。

117 その目的とは、働いてお金を得るよりも、人からものを盗むことのほうが高くつくということを教えることである。ところが、これまでのところわれわれの法律が示す目的は、盗みのほうが働いて稼ぐよりも得をするということを教えてきているのである。それればかりか、物乞《ご》いのほうが働くよりも得だということをも教えているのである。

118 働いて稼いだほうが、窃盗《せっとう》よりも実入りが大きいというようにしなければならない。現在では、窃盗のほうが働いて稼ぐよりも収入が多いのである。刑務所の看守《かんしゅ》たちにはよく知られていることであるが、刑務所のなかでは割り当てられた仕事をよくやる〝模範的な〝囚人が、刑務所から外に出るやいなやそうした態度はあっさりと捨ててしまう。なぜなら、彼らには窃盗という〝より良い〟専門職につくことができるからである。

119

ごくありふれた囚人に関していえば、彼らへの教育的配慮つまり投獄《とうごく》がいったい何をもたらしているかということは、周知の事実である。先日あった例を紹介しよう。Bは8歳のとき、いわゆる〝悪の道〟に入った。一八五六年のことである。その後、彼は今に至る12年間に11回、刑務所に入った。このうち何回かは、かなり長期間入っていた。ある時は4年間という歳月を刑務所で暮らしたこともあった。彼は実際に刑務所を出たあと、40〜50回も窃盗を繰り返すのであった。そして3ヵ月間の安全で快適な窃盗暮らしをしたあと——もっとも、この程度の期間が再度捕まるまでの平均期間なのであるが——、再び刑務所に舞い戻るのである。彼は現在では20歳になっている。われわれはなぜわざわざ経費をかけて、こうした犯罪者を刑務所に置いて面倒を見なければならないのかと自問せざるをえない。入獄中の期間だけでも、盗みを働くことから彼を引き離すことができるという、それだけの目的のためなのだろうか。もし彼が、自分が窃盗をしたのと同額（あるいは2倍の額でもよいのだが）のものを、働いて返還しなければならないようになってさえいれば、彼は盗むことは働くことよりも高くつくと悟《さと》ったはずである。現時点においては、このような囚人に刑務所という住まいと、そこでの食料を提供することのほうが、飢餓状態にあるまじめな人々を永久的に扶養していくのにかかる費用よりも、はるかに多額の経費がかかることは確かである。

120 膨れ上がる犯罪に対応する対策として、当局は、より多くの警官の導入と犯罪の取り締まりに、今以上のお金を注ぎ込もうと考えているようであるが、そうなれば投獄件数を増やすことになってしまい、堂々巡《めぐ》りになるだけではないだろうか。

（おわり）

訳者・あとがき

ナイチンゲールの著作「救貧覚え書」は、一八六九年三月にフレーザーズ・マガジン誌に掲載された。ナイチンゲール、40歳代最後の仕事であった。

一読すればわかるように、本論文は救貧行政が行き詰まりを見せた時期に、その打開の方策と考え方の根本を説いている。『看護覚え書』や『病院覚え書』など、一連のナイチンゲールの著作から見ると異色ともいえるテーマであるが、内容を読んでみれば彼女の問題意識が鮮明に表出されており、大変興味深い。一八六〇年代にナイチンゲールが手がけた仕事は多岐《たき》にわたるが、貧困者の救済事業というテーマも彼女にとっては大問題だったようで、この方面の解決に費やしたエネルギーと関心には並々ならぬものがあった。しかしながら、この本の執筆にあたっていた頃のナイチンゲールの体調はすぐれず、なかなか自分で納得のいくものに仕上がらなかったようである。そのためか毎ページに中途半端な文章が見られ、段落ごとのつながりが不明確な箇所が随所にあるなど、本来のナイチンゲールの筆の冴《さ》えが見られないのが特徴である。したがって全体として内容を把握しにくい面があることは否《いな》めない。とはいえ、本論文でナイチンゲールが行なった指摘の数々とその分析とは、当時のイギリス社会においては希有《けう》なものであっただけに、われわれはこの点に関心を寄せて読むべきであろう。つまりその指摘とは、

1、病人や老人や障害者たち、さらには子どもたちを働く能力のある貧民と区別し、救貧院から外に出して、彼らに必要なケアを与えるべきである。

2、働く能力のある貧民の救済のためには、彼らが自立できるようにするのが援助の目的であり、そのための方策を考えなければならない。

3、社会悪（貧困と飢餓）に対して見て見ぬ振りをしてはならない。

4、飢《う》えている人々は、堕落した人間として懲《こ》らしめるのではなく、彼らが自立できるように、その方法を教えなければならない。

5、政府は、労働者の雇用を促進するように努力すべきである。たとえば、労働者の居住区と労働市場とが隔離《かくり》されているような場合は、その2つをつなぐような方法を考えるべきである。

6、労働に対して支払われる賃金は、その仕事の持つ価値に見合った額を支払ったほうが常に安くあがる。

7、教育を考える場合は、高度な知識を教えるよりも、もっと実用的な知識や生き方の基本といった事柄を教えるべきである。

8、貧困状態を招いている根源は、住宅環境の劣化《れっか》にあるので、政府はその点をも改善しなければならない。また労働者は、わずかな土地でもいいから、そこに自分の家を建てたいと願うものである。こうした住宅政策を施行せよ。

9、人の住まない土地に、土地を持たない人々を移住させ、労働力を活性化させるべきである。

10、囚人たちの処遇のあり方を考え直さなければならない。投獄のために莫大《ばくだい》な公費を注ぎ込むよりは、たとえば盗んだ金額と同等もしくは倍額を働きながら返済するなどの対策を考えたほうがよい。

このように具体的な提案がなされた本論文は、当時の多くの人々の目に触れて、大きな関心と反響とが寄せられたようである。この彼女の提案のどこまでが具体的に改善されたのかは定かではないが、今日では囚人の問題を除いては、本論文のすべての提案が実現していることを考えてみれば、ナイチンゲールの発想がいかに時代を先取りしたものであったかがわかるであろう。

さて、この「救貧覚え書」の真の価値は、本著第1章から2章までに紹介したような当時のイギリス社会の実相がわかっていなければ、よくは見えてこないものである。社会の底辺に暮らす人々の生活実態や、救貧院での生活の具体的記述がわれわれの頭のなかに十分に入っているからこそ、ナイチンゲールの掲げた提案と、彼女が繰り返し主張した〝貧民の自立〟の課題の意味が呑《の》み込めるのである。そしてこのテーマは、今日のわれわれの社会が掲げる、福祉の理念や看護の理念とも、完全に一致していることも認めざるをえない。その点で「救貧覚え書」は、〝人が人に援助するときの根本思想〟を提示していると言えるのである。

「ケアの原形論」構築にあたって、この「救貧覚え書」の存在価値は決して小さくはないのである。

著者　金井一薫《ひとえ》（本名：小南《こみなみ》きよみ）

1969年３月：東京大学医学部附属看護学校卒業
1976年３月：慶応義塾大学文学部卒業
1994年３月：日本社会事業大学　博士前期課程修了
2004年３月：博士号取得（社会福祉学）

東京大学看護学校卒業後，臨床看護師として約５年，看護学校教員として約４年の経験を積みつつ，一貫してナイチンゲール研究に取り組む。現在は看護師や介護福祉士の卒業後教育に力を入れ，全国各地において講師を務めるほか，ナイチンゲール看護研修セミナーを主宰している。

1987年５月：ナイチンゲール看護研究所の設立に参画し，現在は同研究所の理事・主席研究員
1988年４月：医療と福祉の統合と連携の時代の幕開けのなかで，社会福祉分野での教育に従事。共栄学園短期大学専任講師，淑徳大学非常勤講師を歴任。
1994年７月：日本社会事業大学助教授を経て，現在，教授。
1996年10月：KOMI理論研究会設立。会長就任。

［単著］『KOMI理論』『KOMI記録システム』『ナイチンゲール看護論・入門』（現代社）
［共著］『介護概論－新版・介護福祉士養成講座11（第２版）』『高齢者・障害者の介護』（中央法規出版）

ナイチンゲール看護研究所
（〒359-1141　埼玉県所沢市小手指町1-7-517
Tel：04-2922-1318，Fax：04-2922-1319
E-mail　komiken@peach.ocn.ne.jp）
KOMI理論研究会事務局（住所・Fax同上，Tel：04-2922-1334）
ナイチンゲール看護研究所・研修部
（〒162-0041　東京都新宿区早稲田鶴巻町514
Tel：03-3203-6525，Fax：03-3203-5217）

現代社白鳳選書　18
ケアの原形論（新装版）

1998年４月15日　第１版第１刷発行©
2004年８月29日　第２版第１刷発行©
2005年８月30日　第２版第２刷発行

著　者　金　井　一　薫
発行者　小　南　吉　彦
印　刷　壮光舎印刷株式会社
製　本　誠製本株式会社

発行所　東京都新宿区早稲田鶴巻町514番地（〒162-0041）　株式会社　現　代　社
電話：03-3203-5061　振替：00150-3-68248

---

*落丁本・乱丁本はお取り替えいたします
ISBN4-87474-116-9

ナイチンゲール看護論・入門（現代社白鳳選書 14）
——“看護であるものとないもの”を見わける眼

金井 一薫 著

第1版 1993年 四六判 288頁 定価1,650円（税別）

30年以上の歳月を，著者の金井氏はひたすらナイチンゲール研究に注ぎ込んできた。ナイチンゲールが後世の看護師たちに残したものは，まだ無垢のままに横たわっており，それらを解明していくことで，看護の世界は大きく開けてくるものと感知しえたからである。ナイチンゲールの看護論は決して古びた思想ではない。むしろ21世紀の看護のあり方と人類の健康を思考していく時に，大いなる道標となる生命感あふれる思想である。

（主な内容）

第1講・ナイチンゲール看護論の本質と現代的課題
第2講・ナイチンゲール看護論の看護実践への適用
第3講・ナイチンゲールとその著作を理解するために

KOMI理論
——看護とは何か，介護とは何か

金井 一薫 著

第1版 2004年 B5判 168頁 2,000円（税別）

KOMI理論は，看護や介護など，他者に対する援助やケアなどの実践そのものを視野に据えて，ケアの原理論として集大成されたものである。

さらにKOMI理論においては，ケアワーク（看護・介護）実践を展開するための実践方法論をも確立し，21世紀の看護・介護現場に，広く活用される可能性を追求している。

（主な内容）

序 章：KOMI理論に流れる思想特性
第1章：ナイチンゲール思想の真髄と全体像
第2章：KOMI理論における目的論
第3章：KOMI理論における疾病論・総論
第4章：KOMI理論における対象論
第5章：KOMI理論における方法論
第6章：KOMI理論における教育論
第7章：KOMI理論における組織・看護論
第8章：アメリカの諸看護論とナイチンゲール看護論との比較研究
第9章：日本で活用された代表的な「アメリカ看護論」と「KOMI理論」との比較研究
第10章：日本における看護・介護論と「KOMI理論」との比較研究
第11章：看護・介護臨床における「KOMI理論」の活用実態と今後の課題